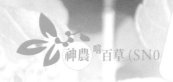
神農嚐百草 (SN0

U0098017

臺灣常用中草藥
Commonly Used Chinese Herbal Medicines in Taiwan

蔡和順、黃世勳、蔡惠文 合著
Edited by Ho-Shun Tsai, Shyh-Shyun Huang, Hui-Wen Tsai
藥材鑑定：吳天錫、吳長興、吳長霖

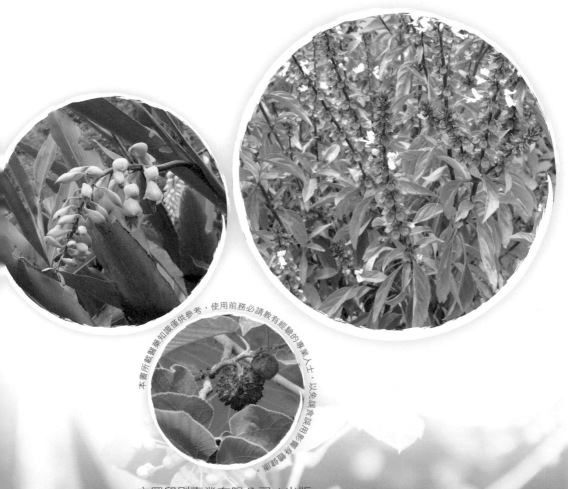

本書所載醫藥知識僅供參考，使用前務必請教有經驗的專業人士，以免誤食誤用而影響健康。

文興印刷事業有限公司 / 出版
中華中青草藥養生協會、中華藥用植物學會 / 聯合發行

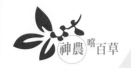

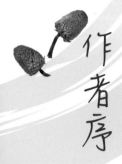

作者序

　　幼時家境清寒，母親為了照顧體弱多病的我，用鳳尾草、黃花蜜菜、魚腥草和桑葉這些隨處可見的青草藥來幫助我度過一次又一次的病苦。年紀稍長時，學習國術的師弟教我用崗梅、桃金孃治好內傷，擺脫跌打損傷的疼痛。這些身體的不適獲得改善，意外地讓我與中藥、青草藥結緣。

　　三十多年前得到一份生日禮物，是大女兒送我一本《神農本草經》的書，我不以為意，隨手將它束之高閣。直到有一次重感冒，病了十多天，看了中、西醫效果皆不彰，瞬間我想起了這本書，細細研讀後，參照書中所寫，索性在中醫師開給我的湯劑藥方裡多加了清華桂，沒想到竟然一帖見效藥到病除，從此，開啟了我研究中青草藥的理療與養生之路。

　　萬事起頭難，隔行如隔山，我要非常感謝中青草藥、脊椎矯正及民俗療法的老師們，由於他們的教導與培養，成就了現在的我。首先，感謝青草藥啟蒙恩師呂理組老師和鄭萬樑老師，讓我一開始就有正確的態度和方法來學習藥用植物，打下很好的基礎。再者，跟隨廖江川博士、邱年永技正、梅翔博士和陳俊明博士學習，將藥用植物融入生活，並且安全正確地應用在理療與養生，讓我深深感受到中青草藥的奧妙與神奇。最後，感恩邱富村老師和林泉輝老師帶我走進脊椎矯正與民俗療法的領域，讓我可以將中青草藥、脊椎矯正和民俗療法結合應用，發揮一加一大於二的綜效效果。

　　本人擔任桃園縣藥用植物學會第十屆、第十一屆理事長時，首開先河開辦中青草藥辨識與臨床應用班，將中青草藥植栽帶到課堂，讓學員直接學習鮮品辨識，並舉辦野外研習活動，落實理論與實務結合，達到健康、養生與學習的理念。卸任後，在臺中創辦中華中青草藥養生協會，依循原本的模式，繼續在中部推廣藥用植物，期盼能將中青草藥的種子散播出去，讓更多人正確認識中青草藥，讓藥用植物的知識得以傳承。

西醫有精密儀器可以快速準確地辨症，而中青草藥可以有效地緩解病症且副作用少，兩者各有所長，都應該受到尊重與重視。藥用植物只要對症且使用得宜，也可以得到顯著的效果，而且中青草藥是祖先留下的智慧，不單單只是年長者的應用專利，更需要年輕一輩加入研究，讓它科學化、數據化和系統化，這也是我將二十餘年研究藥用植物的心得和實務經驗整理出版最大的用意，希望藉此拋磚引玉，讓有興趣學習的同好與中青草藥結緣，在浩瀚的藥用植物世界裡，感受中青草藥為我們帶來的改變與益處。

　　本書能順利出版，特別感謝黃世勳博士十餘年來的鼓勵、鞭策和幫助，讓我多年來的心得與經驗得以與更多人分享；最後，謝謝我的太太一路走來的支持與陪伴，以及我的女兒們各司其職的協助，幫我圓滿成就了很多大小任務。本書精選八十四種藥用植物，配合各種症狀的臨床驗方供大家參考，個人體質不同請先諮詢專業醫師再使用，若有不盡之處，敬請各界先進前輩不吝指教，謝謝！

蔡和順 謹誌

民國一〇九年三月于臺中

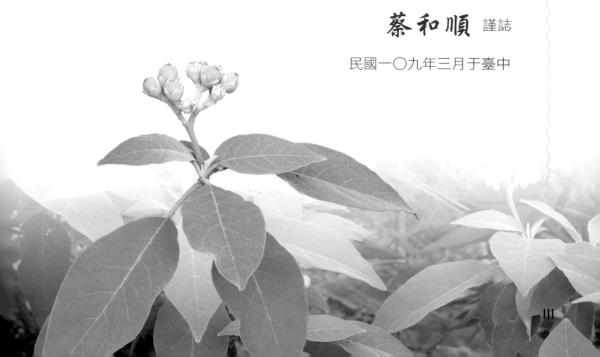

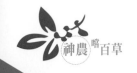

目錄
CONTENT
（本書所錄中草藥依筆劃順序排列）

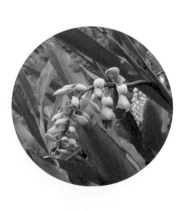

本書研讀必備知識

一、單位換算

本書所選錄的驗方由於來源的差異，組成藥材劑量「單位」表示可能不同，其換算如下：1 斤 = 16 兩、1 兩 = 10 錢、1 錢 = 10 分、1 錢 = 3.75 公克、1 兩 = 37.5 公克、1 斤 = 600 公克；1 ml(毫升) = 1 c.c.(立方公分，或稱立方厘米，英文為 cubic centimeter)、1(小) 碗水大約 200 c.c.，請自行換算參考。

二、植物類藥材之採集原則

中草藥的根、莖、葉、花、果實、種子及全草等藥用部位，具有一定的生長成熟期。在不同時期，其有效成分的含量不同，會直接影響到藥效的強弱，因此，採收藥材必須依「用部」而取適當的季節。俗話說：「當季是藥，過季是草」。一般流傳說：「三月茵陳四月蒿，五月砍來當柴燒，九月中旬採麻黃，十月山區五味找，知母、黃芩全年採，唯獨春秋質量高」。這就很通俗地說明按季節適宜採收的重要性。一般植物類藥材的採集原則，按不同藥用部位採收，大致有以下幾方面：

(1) 樹皮類：普通以春、夏期間剝取較適宜，這時候形成層分裂旺盛，即正值植物生長旺盛期，從根部吸收的營養，充分在皮部供給生長，皮肉養分充足，漿液較多，並且皮部與木部容易剝落採取。惟採收 (剝) 樹皮時要注意不能將樹幹整個一圈剝下 (不可環剝，只可縱剝側面部分較適宜)，以免影響樹幹的輸導系統，以保持植物的生長，避免造成樹木的死亡。如：杜仲、秦皮、黃柏、厚朴等，又如：肉桂宜在清明前後雨天採收。有些木本植物的生產周期長，應注意保護藥源，宜採部分取皮以利再生，避免砍伐樹木取皮，如：杜仲需生長 15 ～ 20 年始可採皮等。

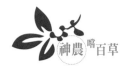

(2) 根皮類： 在秋季採收較適宜，挖取部分根而剝取根皮用之，因秋後植物的養分多貯於根部，有效成分較多。如：桑白皮、牡丹皮、地骨皮、椿根皮等。

(3) 根及根莖類（即地下部分）： 根為植物之貯藏器官，在植物地上部分開始生長時，往往會消耗根中之養分，故一般是在秋末至春初採集。秋季植物地上部分開始枯萎到早春植物抽苗時（春初長苗以前）採集，此期間為多年生植物的休眠期，這時植物的養分多貯藏在根或根莖部分，有效成分含量較高，所採的藥材產量多，品質最好。所以在這季節採收最宜，如果過早採收則漿水不足，曬乾後質地鬆軟；過晚則苗已長高，養分消耗，流向枝葉，影響根及根莖的品質，如：栝樓根、黨參、丹參、牡丹皮、天麻、黃芩、柴胡、大黃、桔梗、地榆、玉竹、葛根等。其中，葛根在秋末及冬季採收才為堅實粉性的，如：至春天採收，則完全無粉質。需在早春地上剛發芽來採的，如：防風、黨參以春天採收。當然也有例外的，有些根及根莖，如：延胡索等則在穀雨～立夏間（即 4 月下旬至 5 月上旬）採收，孩兒參、半夏在夏天為宜。多數的根及根莖類藥材需生長 1 年或 2 年以上才能採收供藥用，一般為 2 ～ 5 年，如：黃耆在 2 ～ 3 年以上、白芍需生長 3 ～ 4 年、人參要 5 ～ 7 年。採收最好在雨後，易於挖掘。

(4) 花類： 在花未開放的花蕾時期或剛開的時候採收，若過遲，花全開，易使香味散失、花瓣易散落或變色，影響質量。如：槐花、辛夷、（公）丁香、芫花、玫瑰花、月季花等均採花蕾等。採花最好在晴天的早晨，以保持花朵完整，以便採後迅速陰乾或曬乾，保持最佳品質。陰天不易乾燥，花易霉爛。

花類藥材	採收時機
野菊花、金銀花	5～6月間摘取花蕾
菊花、旋覆花	花盛開時採集
除蟲菊花	宜在花初開及半開放時採集
紅花	需分次採集，要在花冠由黃色變「橙紅色」的花瓣時採收最合時宜，不宜在變紅色時採。
款冬花	需在冬至採收，因為它的花在入冬時才在根部長出，過早花不成形，氣味不足，過遲則花殘瓣缺，氣味散失。

(5) **花粉類**：均需在花朵盛開季節採集，如：蒲黃、松花粉等。

(6) **果實類**：除少數藥材要在果實未成熟時採用，如：青皮、枳殼、梅子、豆蔻（通常指白豆蔻）、枳實、烏梅、橄欖（又名青果）等外，一般應在果實充分成熟時採集，如：栝樓在霜降至立冬果實成熟採收，枸杞子、香櫞亦是。在果實成熟而未完全成熟時採收，如：桑椹、覆盆子、馬兜鈴、銀杏、牛蒡子、車前子等。某些容易變質的漿果，如：枸杞子、女貞子，在略熟時於清晨或傍晚採收為佳。

(7) **種子類**：通常在果實初熟至完全成熟間採收，以避免種子散落，不易收集。以種子入藥的，如果同一果序的果實成熟期相近，可以割取整個果序，懸掛乾燥通風處，以待果實全部成熟，然後脫粒。有些蒴果或乾果成熟後很快脫落，或果殼容易裂開，種子散失，如：茴香、豆蔻、牽牛子、急性子（鳳仙花子）、決明子、地膚子、望江南子等，則最好在果實成熟而未開裂時採集。有些既用全草、又用種子的藥材，則可在種子成熟時，割取全草，將種子打下後分別曬乾貯藏，如：車前草與車前子，紫蘇與紫蘇子亦是如此，但紫蘇子是「果實類」藥材。有些應在完全成熟後方能採取，如：杏仁於夏季果實成熟時採收，去果肉及核殼，

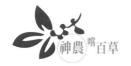

取種子。

(8) **全草類**：大多在夏秋季節，植物生長充分茂盛、繁茂或開花期間採收。多年生草本植物常割取地上部分即可，如：益母草、豨薟草、荊芥、薄荷、紫蘇、澤蘭、小金英、半枝蓮、白尾蜈蚣、魚腥草等。一年生、割取地上部分易散開、莖較柔弱或植物矮小則宜連根拔起全草，如：車前草、蒲公英、紫花地丁等。有的需用嫩苗，如：茵陳；有的需帶葉花梢，如：下田菊（俗稱麻糬糊），更要適時採收。麻黃中生物鹼的含量春天很低，以後逐漸增加，到秋季最高可達 1.3％，故麻黃宜在秋季採收。

(9) **枝或葉類**：大多在夏秋季節，植株充分成長、生長最旺盛、莖葉茂盛，葉最綠或花蕾將開放或正當花盛開時期（均表生長活力旺盛），有效成分充盈枝莖及全株，最宜採集，如：大青葉在 7～11 月採收；人參葉在夏季採收，葉濃綠；紫蘇、艾葉等應在生長旺季採收。但有些植物的葉亦有在秋冬時採收的。如：枇杷葉則以秋季落葉前採收為佳，桑葉亦在秋天採收。也有在開花前採收的，如：佩蘭、青蒿等；也有某些葉類須在經霜後採收入藥，如：桑葉。

　　以上只舉其一般而言，當然並不完全如此。因為節氣的遲早，氣候的變化，地區的不同，均足以影響植物的生長，所以應以實際情況而定。

三、中草藥的四氣

　　四氣即「四性」，有寒、涼、溫、熱四種不同的藥性。它是根據藥材作用於機體所發生的反應而得之結論。溫、熱和寒、涼是屬於兩類不同的性質，是對立的兩種藥性；溫、熱屬陽，寒、涼屬陰。熱和溫之間、寒和涼之間，則分別具有共性，只是程度上的不同，也就是說藥性相同，但在程度上有差別。寒甚於涼、寒涼還有微寒、大寒之分，熱甚於溫、溫熱還有微

溫、大熱之別。一般認識是：微寒即涼，涼次於寒，寒次於大寒；微溫次於溫，溫次於熱，熱次於大熱。

除了上述四性外，還有一種平性的藥材，這類藥材作用較緩和，溫熱或寒涼偏勝之氣不很顯著，沒有副作用，即性質和平，故稱之為平性。但所謂平性，並非絕對，實質上，仍有微溫、微寒之偏，仍未越出四性範圍，所以在實際上，雖有寒、熱、溫、涼、平，而一般仍稱四性或四氣，而不稱「五性（氣）」。

藥材四氣的不同，其治療疾病的種類也不同。《神農本草經》提及：「療寒以熱藥，療熱以寒藥」。說明溫熱藥可以減輕和消除寒證，反之可以減輕或消除熱證的藥材，其性屬寒涼。

藥性的寒、熱、溫、涼，是藥材作用於人體發生的反應歸納出來的，凡能減輕或治療熱證的藥材，均屬於寒性或涼性；凡能減輕或治療寒證的藥材，均屬於熱性或溫性。例如：若表現為形寒肢冷、面色蒼白、口不渴喜熱飲、關節冷痛、感受風寒、怕冷發熱、流清涕、小便清長、大便稀溏、脈微弱、舌苔白、全身功能衰退、能量新陳代謝降低，甚而心臟衰竭等，這是寒的症狀，此時必須用溫熱藥，如：附子、肉桂、乾薑、吳茱萸、紫蘇、生薑等溫裏袪寒藥，煎了湯飲服後，可以使病患發一些汗，就能消除上列症狀。如果，病人表現面紅目赤、身熱口渴、煩燥譫語、發狂、精神亢奮、胸腹灼熱、痰黃粘稠、小便黃短，大便秘結或瀉而氣臭、腹痛拒按、舌質紅、舌苔發黃、脈洪數、療瘡、熱療、局部紅腫疼痛，或有發熱等，這就是熱的症狀，這時，就必須用寒涼藥，如：石膏、知母，黃芩、黃連、金銀花、菊花等來治療，可以得到治癒。

中藥的藥性，通過長時期的臨床實踐，絕大多數已為人們所掌握，如果我們熟悉了各種藥材的藥性，就可以根據《神農本草經》：「療寒以熱藥，療熱以寒藥」和《內經》所說：「熱者寒之、寒者熱之」的治療原則針對病情適當應用。

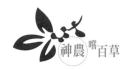
四氣	現代研究	藥性作用	適合病症
寒、涼藥	抗氧化作用（anti-oxidation）	大多具有清熱、解毒、瀉火、涼血、滋陰，兼具抗菌、消炎、鎮靜等抑制性質的作用。	治療各種熱證
溫、熱藥	促氧化作用（pro-oxidation）	大多具有溫中、散寒、助陽、補火，兼具興奮性質等作用。	治療各種寒證

四、中草藥的五味

　　味有辛、酸、甘、苦、鹹五種不同的滋味，通稱五味。有些藥材有淡味或澀味。淡即平淡之意，一般淡味多和甘味聯用，有「淡附於甘」之說。澀味往往和酸味有類似的作用，所以習慣均稱五味。它主要是由味覺器官辨別出來的，或是根據臨床治療中反映出來的效果而確定的。

　　《內經》：「辛散、酸收、甘緩、苦堅、鹹軟」，後世醫家，加以補充為「辛能散、能行，酸能收、能濇，甘能補、能和，苦能燥、能瀉，鹹能軟、能下。」五味也分別有其陰陽屬性：辛、甘、淡屬陽，酸、苦、鹹屬陰。五種滋味各有其作用功效及特點，其具體的內容，如下：

(1) 辛：凡辛味具有散、行的功能。即有發散、行氣或潤養等作用。散，指發散，可開腠發汗，解表散邪。一般發汗的解表藥材與行氣的藥材，大多數有辛味，如：麻黃、生薑、薄荷、紫蘇、荊芥等多具有辛散作用。行，指有行氣、行血作用，可助氣血運行，疏通鬱滯，消腫止痛，如：陳皮、木香、香附、豆蔻、砂仁等。味辛行氣滯而解除疼痛，又紅花及某些滋補藥，如：菟絲子，味辛行血，萊菔子味辛消食積。「辛味」食用過量容易導致火氣大。

(2) 酸：凡酸味具有斂、澀的功能。即有收斂、固澀等作用。斂，

可斂氣、斂汗；澀，可固澀止陰的排泄，具體表現在平喘、止汗、止血、止瀉、止帶、固精、縮尿等作用，如：山茱萸、五味子、金櫻子等能澀精斂汗，治遺精、白帶、經多、虛汗等。訶子、石榴皮、五倍子等能澀腸止瀉，治久痢脫肛；烏梅止咳、止瀉等。一般帶有酸味的藥材，大都具有止汗、止瀉等作用。「酸味」食用過量容易影響消化功能。

(3) 甘： 凡甘味具有補、和的功能。即有補益（補養、滋補）、和中、緩急（緩和拘急疼痛）、潤燥等作用。補，可補益陰陽氣血之虛，如：人參、黨參、黃耆味甘補氣，鹿茸味甘補陽，當歸補血，熟地味甘補陰、補血，麥門冬之養陰。和，可緩和拘急疼痛，調和藥性，緩解毒性，如：白芍味甘可緩四肢拘攣疼痛；大棗味甘調和諸藥；甘草、飴糖的味甘可緩急、和中，調和藥性，解多種藥材、食物及毒物的中毒。很多消導藥為味甘，如：雞內金味甘、麥芽味甘、山楂味酸甘、萊菔子味甘平、神麴亦為味甘。甘味藥大多質潤而善於潤燥。一般滋補性的藥材及調和藥性的藥材，大多數有甘味。「甘味」食用過量容易腹脹、生痰。

(4) 苦： 凡苦味具有燥、泄的功能。即有瀉火、燥濕、通泄、下降等作用。泄的含義有三：一指通泄，如：大黃瀉實熱而通便，適用於熱結便秘；二指降泄（下降），如：杏仁，適用於肺氣上逆的喘咳；三指清泄，如：梔子，適用於熱盛心煩。至於燥，可袪濕，故用於濕證。濕證有寒濕和濕熱的不同，如：蒼朮（燥濕健脾）為溫性的苦味藥，可用於寒濕證，而黃連（燥濕瀉火）則為寒性的苦味藥，適用於濕熱證。泄，有通泄、降泄、清泄等作用，如：大黃適用於熱結便秘，此為通泄作用；桃仁味苦通經，木通味苦利尿，王不留行味苦通乳等均屬通泄作用。如：杏仁適用於肺氣上逆的喘咳及葶藶子味苦平喘作用，半夏味苦有止嘔作用則屬降泄作用。又如：梔子為寒性苦味藥，適用於熱盛心

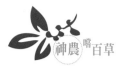

煩等證，此為清泄作用。另外，還有「苦能堅陰」之說，如：黃柏、知母用於腎陰虛虧而相火亢盛的痿證，即為泄火存陰（堅陰）的意義。一般具有清熱、燥濕、瀉下和降逆作用的藥材，大多數有苦味。「苦味」食用過量容易上吐下瀉、消化不良。

(5) **鹹**：凡鹹味具有軟堅、散結、潤下、瀉下等功能。多用以治療瘰癧、痰核、痞塊和熱結便秘等證。如：昆布、海藻、海浮石等味鹹可治痰核、瘰癧、癭瘤；鱉甲味鹹可消癥瘕；芒硝味鹹可瀉下通便；瓦楞子軟堅散結等。一般能消散結塊的藥材和一部分瀉下通便的藥材，帶有鹹味。「鹹味」食用過量容易導致腎臟和心血管疾病。

(6) **淡**：凡淡味就是淡而無味，有滲濕、利尿作用。多用以治療水腫、小便不利等證。如：茯苓、豬苓、通草、滑石之類，均味淡可滲濕利尿。一般能夠利水滲濕、通利小便的藥材，大多數是淡味。

(7) **澀**：凡澀味有收斂止汗、固精、止瀉及止血等作用。和酸味藥的作用相似。多用以治療虛汗、泄瀉、尿頻、滑精、出血等證，如：龍骨、牡蠣澀精，赤石脂澀腸止瀉。

中藥的性味討論通常以「五味」為主。因為淡味，沒有特殊的滋味，所以一般將它和甘味並列，稱「淡附於甘」；同時，澀味、酸味的作用相同，因此，雖然有「七種」滋味，但習慣上仍稱「五味」。藥材的味，也和氣一樣是前人經過長期的經驗而累積出來的。一般認為藥材的味是經前人口嚐而得，也有很多是從臨床經驗推理而得。

臺灣常用中草藥

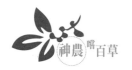

| **學名** | *Ocimum basilicum* L.
| **分類** | 唇形科 (Labiatae)
| **分布** | 臺灣各地人家零星栽培，偶見野生於村邊、路旁或曠野。
| **別名** | 羅勒、香菜、翳子草、薄荷樹、千層塔、蔡板草。
| **用部** | 粗莖及根，藥材稱「九層塔（頭）」。
| **性味** | 味辛，性溫。
| **功能** | 疏風解表、解毒消腫、活血行氣、化濕和中。

九層塔

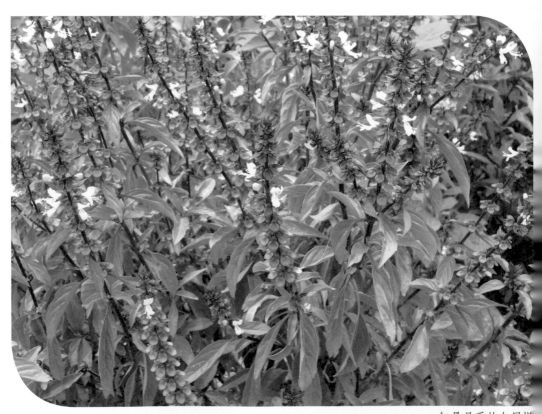

紅骨品系的九層塔

| 驗方 |

(1) 治轉骨方：九層塔3兩，白粗
糠、大號牛乳埔、含殼仔
草、茵陳各2兩，烏面馬
1兩，水荖根5錢，約2～
3公斤公雞1隻加麻油、
藥頭一起炒，再加米酒3
瓶燉二小時即可。（秋天才
可食用）

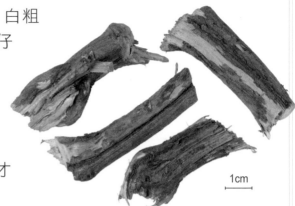

九層塔藥材

1cm

(2) 治受傷後神經疼痛：九層塔、山葡萄、
黃金桂、白馬屎、風藤、小金英、烏
里乃、白芙蓉、雞血藤、大風草各1兩，椬梧5錢，水12碗
煎至3碗，再燉尾椎骨，早晚飯前、睡前各服用一次。

(3) 治高尿酸：車桑子2兩，山梔子、大丁癀、九層塔各1兩半，
山柑子、樟根、茜草各1兩，人參鬚5錢，水12碗加排骨4
兩煎至3碗，早晚飯前、睡前服用。

(4) 治月內風：走馬胎、朴仔樹頭、椬梧、九層塔、雞屎藤、海
芙蓉、土煙頭，以上諸藥各適量，半酒水燉雞肉，分三餐服用。

(5) 治月經生理痛：九層塔2兩，牡丹皮、當歸尾各5錢，燉赤
肉食。

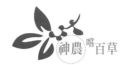
神農嚐百草

三葉五加

| 學名 | *Eleutherococcus trifoliatus* (L.) S. Y. Hu
| 分類 | 五加科 (Araliaceae)
| 分布 | 臺灣全境海拔 1,500 公尺以下之山區。
| 別名 | （刺）三加、烏子仔草、刺三甲、貼肉刺、白勒、鵝掌勒。
| 用部 | 粗莖、根或根皮，藥材稱「三葉五加（或三加皮）」。
| 性味 | 味苦、辛，性涼。
| 功能 | 清熱解毒、祛風除濕、舒筋活血。

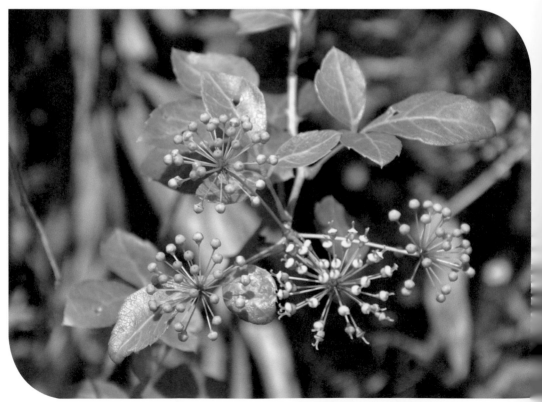

三葉五加為低海拔常見植物

| 驗方 |

(1) 治風濕、跌打：三葉五加（根）1～
　　2兩，水煎或浸酒服。

(2) 治跌打損傷：三葉五加（根
　　皮）、甜酒各適量，搗敷。

(3) 治骨折：三葉五加（根皮）
　　適量，搗碎，酒調勻，微炒
　　熱，包傷處。

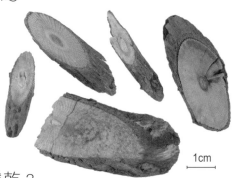

1cm

三葉五加藥材

(4) 治腰痛：三葉五加3兩、烏賊乾2
　　隻，酒、水各半燉服。

(5) 治關節濕熱腫痛：三葉五加2～3兩，或加墨魚乾2隻，酒
　　水燉服。手關節痛加長葉紫珠鮮根2兩；足關節痛加土牛膝
　　鮮根1兩；腰痛加南蛇藤鮮根1兩。

(6) 治手足麻木、腰膝痠軟、筋骨疼痛、四肢無力、痰火濕氣：
　　炒黑豆（童便隔夜浸露九次，蒸透用更佳）、秦歸、陳皮、三
　　葉五加各等分，穀子燒酒泡服。

(7) 治勞傷風濕：三葉五加（根皮)5～8錢，煎水服。

(8) 治諸瘡：三葉五加（根）1～2兩，水煎服。另取鮮葉一握，
　　調冬蜜搗爛外敷。

(9) 治乳吹（乳癰）：三葉五加（根）1～2兩，酌加紅薯燒酒烤服。

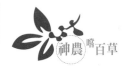
三點金草

| **學名** | *Desmodium triflorum* (L.) DC
| **分類** | 豆科 (Leguminosae)
| **分布** | 臺灣全境平野之路旁、田畔、河堤或草地多見。
| **別名** | 小葉三點金、呼神翅、蠅翼草、小本土豆藤、四季春、八字草、品字草、三腳虎。
| **用部** | 全草，藥材稱「呼神翅」。
| **性味** | 味苦、微辛，性涼。
| **功能** | 行氣止痛、利濕解毒、消滯殺蟲。

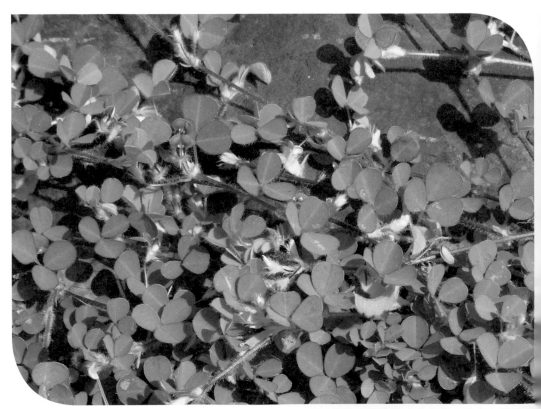

三點金草之莖纖細，多分枝，且匍匐蔓延。

(1) 治鼻竇炎：黃水茄、紅乳仔草、珠仔草、鐵馬鞭、苦瓜根、呼神翅、無頭土香，以上諸藥各適量，水煎加冰糖服。

(2) 治婦女經風：呼神翅 40 公克，半酒水煎服。

(3) 治痢疾（腹瀉）：呼神翅、鳳尾草、乳仔草、丁豎杇各 40 公克，半酒水煎服。另方：鳳尾草、乳仔草、山橄欖葉、白花仔草、呼神翅合用，水煎服。（呼神翅對於赤痢尤效）

(4) 緩解大腸癌：（紅花）煮飯花頭、萹蓄、呼神翅、橄欖根、白花蛇舌草、半枝蓮各適量，水煎服。

(5) 清肺火，治咳嗽、吐血：扁柏葉 20 公克、（新鮮）蝴蠅翼 100 公克、紅竹葉 2～3 枚，水煎，沖冬蜜服。

1cm

呼神翅藥材

編語

臺灣民間習稱本植物為蝴蠅翼，蝴蠅（或呼神）為蒼蠅之台語，即謂其葉如蒼蠅之翅，故有蝴蠅翼、戶神實、呼神翅、蠅翼草、蠅翅草等別名。

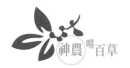

神農嚐百草

千斤拔

| **學名** | *Flemingia prostrata* Roxb.
| **分類** | 豆科 (Leguminosae)
| **分布** | 臺灣全境低海拔草生地。
| **別名** | 一條根、菲律賓千斤拔、蔓性千斤拔、菲島佛來明豆、土黃耆、山豆、透地龍、牛大力、千里馬、千觔拔。
| **用部** | 根，藥材稱「一條根」。
| **性味** | 味甘、辛、微澀，性溫（或謂平）。
| **功能** | 祛風除濕、活血解毒、理氣健脾、助陽道。

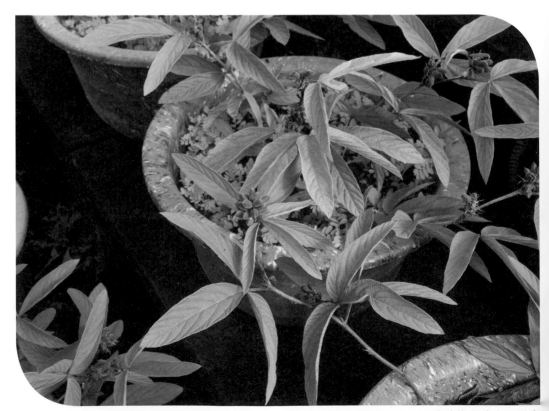

千斤拔目前少見野生

| 驗方 |

(1) 治中風右半身麻痺：鐵包金、
駁骨丹、土煙頭、白粗糠各
1兩，仙楂、地龍、龍眼
根、藤根、一條根、椬梧
各5錢，水12碗煎至3碗，
早晚飯後、睡前服用。

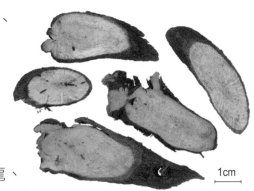

一條根藥材（家種品）

(2) 治風濕疼痛：一條根、穿山龍、
黃金桂、海芙蓉、土煙頭各20公克，
水煎服。

(3) 治骨刺：一條根、（炒）杜仲、冇骨消、番仔刺、秤飯藤（頭）、
紅根仔草、穿山龍、狗脊、牛膝、黃耆、當歸，以上諸藥各
適量，全酒燉豬尾椎骨或鱔魚，分三餐服用。

(4) 治坐骨神經痛久年不癒者：一條根40公克、土煙頭16公克、
豨薟草10公克，半酒水燉豬尾椎骨，早晚飯後服用。

(5) 通筋活血：一條根、大號牛乳埔、桑寄生、鳥不宿、枸杞根、
紅刺蔥、小號山葡萄、千里光、軟枝椬梧、紅川七、番仔刺、
白馬屎、丁豎杇、白肉穿山龍，以上諸藥各7錢，燉鰻或燉
公豬後腳，加酒食，早晚飯後服用。

(6) 治骨折：紅刺蔥、一條根、秤飯藤（頭）、木棉、刺桐各1兩，
小鐵牛、當歸各5錢，水6碗煎至2碗，再燉豬尾椎骨一小時，
早晚飯後服用。

(7) 治高尿酸、痛風：大號牛乳埔2兩，白肉穿山龍、一條根、
鶯殼刺、弄樓頭、軟枝椬梧、白馬屎各1兩，黃金桂、白芙蓉、
雞屎藤、蔡鼻草各5錢，大風草3錢，水15碗，再加酒1碗
煎至2碗，再燉公豬後腳二小時，早晚飯後服用。

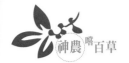
神農嚐百草

大花咸豐草

學名	*Bidens pilosa* L. var. *radiata* Sch. Bip.
分類	菊科（Compositae）
分布	臺灣全境低海拔地區隨處可見。
別名	大白花鬼針、恰查某、大花鬼針草、大花婆婆針、同治草、黏人草。
用部	全草，藥材稱「咸豐草（含風草）」。
性味	味甘、淡，性涼。
功能	清熱、解毒、散瘀、利尿。

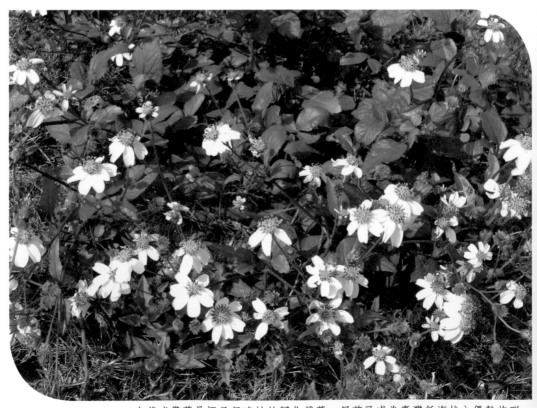

大花咸豐草是極具侵略性的歸化雜草，目前已成為臺灣低海拔之優勢族群。

(1) 治慢性盲腸炎：咸豐草、艾頭各 2 兩，枸杞根、鳳尾草各 1 兩，加鹽少許，水煎服。

(2) 治口臭：咸豐草、鳳尾草、七層塔、含殼草、夏枯草、金針根、弄樓頭各 1 兩，半枝蓮、白花蛇舌草各 5 錢，水 12 碗煎至 3 碗，三餐飯前服用。

(3) 治糖尿病、口渴、疲勞：咸豐草、白煮飯花頭、紅乳仔草、白豬母乳、倒地鈴、腰子草、枸杞根、含羞草、白龍船、五爪金英、小號山葡萄、金銀花，以上諸藥各 7 錢，水適量煎至 3 碗，早晚飯前、睡前服用。

(4) 治中老年人肝炎、胃脹，兼尿臭：咸豐草、柴胡、黃水茄、桶交藤、蒲公英、金錢草、水丁香、腰子草、含殼草，以上諸藥各 7 錢，水 12 碗煎剩 5 碗加黑糖，每 3 小時服 1 碗。

1cm

咸豐草藥材

(5) 治牙痛：虱母子頭、右骨消、咸豐草各 1 兩，水煎服。

(6) 治中年人便秘，兼糖尿病：咸豐草、紅乳仔草、鳳尾草、含殼草、蒲公英、白煮飯花頭、含羞草、淮山、觀音串、明日葉、大號牛乳埔、枸杞根，以上諸藥各 7 錢，水 15 碗煎 2 小時當茶飲。

編語

本種為蜂農自琉球引入臺灣本島，由於競爭力強，導致其同屬近親植物咸豐草【*B. pilosa* L. var. *minor* (Blume) Sherff】於平地已不易見到，目前臺灣中醫師使用的「咸豐草」藥材來源也有改為以「大花咸豐草」為主的趨勢。兩者形態上的差異，大花咸豐草的舌狀花冠多長於 1 公分，而咸豐草則小於 0.8 公分。

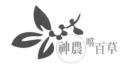

大青

| 學名 | *Clerodendrum cyrtophyllum* Turcz.
| 分類 | 馬鞭草科 (Verbenaceae)
| 分布 | 臺灣全境低至中海拔山區可見。
| 別名 | 鴨公青、觀音串、臭腥仔、臭腥公、埔草樣、光葉大青、細葉臭牡丹、雞屎青、豬屎青、死人骨頭。
| 用部 | 根及莖，藥材稱「觀音串」。
| 性味 | 味苦，性寒。
| 功能 | 清熱解毒、祛風除濕、解熱止渴、祛瘀清血。

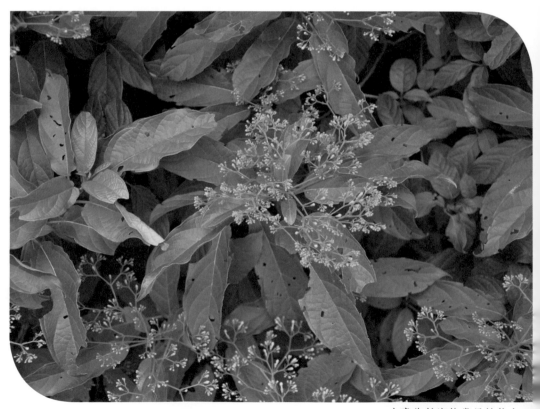

大青為低海拔常見植物之一

｜驗方｜

(1) 治產婦月內感冒或口乾：觀音串、過山香、荔枝殼各 20 公克，酒煎服。另方：觀音串 60 公克，水煎代茶飲。

(2) 治肋膜炎：觀音串、黃金桂、釘秤仔根、絡石藤、大號山葡萄各 20 公克，水煎服。

(3) 治婦女下消：觀音串、白粗糠、白肉豆根、小本山葡萄各 30 公克，水 7 碗煎剩 3 碗，煎汁再燉豬小肚，早晚飯後服。

(4) 治黃疸：觀音串、梔子根各 40 公克，水煎服。

(5) 治梅毒：觀音串、虱母子頭、忍冬藤、咸豐草頭、雙面刺、烏枝仔菜頭、有骨消根各 30 公克，水 8 碗煎剩 3 碗，三餐飯後服 1 碗。

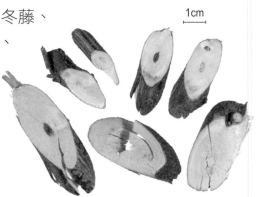

1cm

(6) 治頸椎壓迫、手麻：觀音串、黃金桂、巴刀蘭各 2 兩，水 7 碗煎剩 3 碗，三餐飯後服 1 碗。

觀音串藥材

編語

購買本植物的「根及莖」時，宜稱藥材名為鴨公青或觀音串，若稱「大青」時，恐易與中藥「大青」混淆，商家通常也會拿錯藥材。

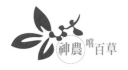
神農嚐百草

大葉千斤拔

| **學名** | *Flemingia macrophylla* (Willd.) Kuntze ex Prain
| **分類** | 豆科 (Leguminosae)
| **分布** | 臺灣全境低海拔山野及灌叢中。
| **別名** | 白馬屎、紅藥頭、臭空仔、木本白馬屎、大葉佛來明豆。
| **用部** | 根，藥材稱「白馬屎」。
| **性味** | 味甘、辛、微苦，性寒（或謂平）。
| **功能** | 舒筋活絡、強腰壯骨、祛風利濕、健脾補虛、清熱解毒。

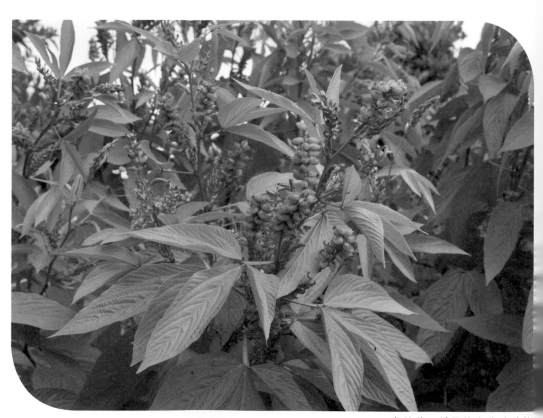

處於花、果期的大葉千斤拔

| 驗方 |

(1) 治腳萎縮：白馬屎、大號牛乳埔、（小本）山葡萄、黃金桂、鐵雨傘、小鐵牛、雙面刺、白馬鞍藤、雞血藤、一條根、骨碎補、當歸，以上諸藥各 6 錢，水 8 碗煎剩 3 碗，煎汁燉排骨服。亦可作藥洗外敷用。

(2) 治關節炎：白馬屎、白粗糠各 1 兩，（白）芙蓉、椬梧頭、野牡丹、紅肉內葉刺、桑寄生各 5 錢，蔡鼻草 3 錢，水 8 碗煎至 2 碗，再加公豬腳蹄燉一小時，早晚飯前服用。

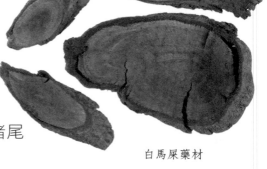

1cm

白馬屎藥材

(3) 治腳無力、積氣、左腳萎縮，兼腳痠麻：白馬屎、雞血藤、山葡萄、白粗糠、黃金桂、番仔刺、辣椒頭、一條根、鐵雨傘、（白）芙蓉、丁豎杇各 1 兩，水 13 碗煎至 3 碗，再燉豬尾椎骨一小時，早晚飯前服用。

(4) 治腎敗引起神經衰弱：白馬屎、大號牛乳埔、桑寄生、鳥踏刺、紅川七、大金櫻、軟枝椬梧、蔡鼻草、秤飯藤、骨碎補、風藤、一條根、桑樹根、百條根、走馬胎、有骨消，以上諸藥各 6 錢，水 9 碗煎剩 3 碗，煎汁再燉排骨，早晚飯前、睡前分三次服用。

(5) 腎虛陽萎：白馬屎 2 兩、獼猴桃藤（俗稱豬哥藤）1 兩，泡酒飲，睡前服約 30 〜 50 c.c.。

(6) 治久年風傷：白馬屎、黃金桂、一條根各 1 兩，水 5 碗煎剩 2 碗，煎汁加米酒 1 碗燉瘦肉服。

編語

本品亦有人稱其為「一條根」，但為避免混淆，仍應正名為「白馬屎」。鎮痛、抗發炎藥效一般認為優於同屬植物「千斤拔」（即一條根）。

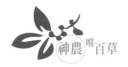

小葉黃鱔藤

| 學名 | *Berchemia lineata* (L.) DC.
| 分類 | 鼠李科 (Rhamnaceae)
| 分布 | 臺灣平地至低海拔山區之森林林緣。
| 別名 | 鐵包金、烏里乃（仔）、小黑尼耐、鼠乳頭、老鼠烏、烏金藤、老鼠屎、米拉藤。
| 用部 | 粗莖及根，藥材稱「鐵包金或（小號）烏里乃」。
| 性味 | 味微苦、澀，性平。
| 功能 | 固腎益氣、化瘀止血、祛濕消腫、鎮咳、止痛。

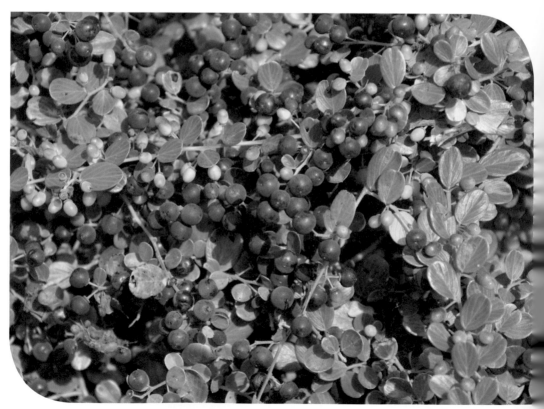

小葉黃鱔藤結果纍纍

| **驗方** |

(1) 治中風，右手、右腳行動不便：金午時花 1 兩半，鐵包金、菜瓜根、接骨筒、崗梅、紅根仔草、一條根、（白肉）穿山龍各 1 兩，地龍、仙楂各 5 錢，水 15 碗煎至 3 碗，三餐飯後服用。

(2) 治腳無力、腰痠，兼血壓低：鐵包金、白芙蓉、（白肉）穿山龍、大號牛乳埔、桑寄生各 1 兩，黃金桂、虱母子頭、番仔刺各 5 錢，水 12 碗煎至 3 碗，再燉豬尾椎骨一小時，早晚飯前、睡前服用。

(3) 治蕁麻疹：鐵包金 1 兩，水 3 碗燉赤肉服用。

說明

本方用藥常以「老鼠耳」敘述，查「老鼠耳」的正名通常指馬齒莧科的馬齒莧，或者鼠李科的小葉黃鱔藤（即指本植物），皆因其葉形似鼠耳而命名。

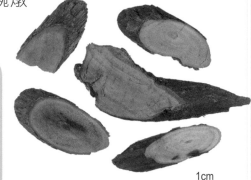

1cm

鐵包金藥材

(4) 治腰椎痠：鐵包金、黃金桂、骨碎補、雙面刺、紅刺葱、雞血藤、絡石藤、白馬屎各 7 錢，半酒水加豬尾椎骨燉服。

(5) 治小兒胃納呆滯：鐵包金（全草或莖）加水煎服，6 歲以上每日 2 兩，3～6 歲每日 1 兩半，3 歲以下每日 1 兩，連服 3～5 天，有蛔蟲者給驅蛔藥物。治療 126 例，結果顯效（胃納大開，飲食恢復正常）98 例 (77.78%)；好轉（進食較前增多，但未恢復正常）18 例 (14.29%)；無效 10 例 (7.94%)。據觀察，用藥後 2～3 天即見療效。全部病例服藥後均未見任何不良反應。另觀察小兒疳積 64 例，治癒 43 例，好轉 15 例，無效 6 例。一般服藥 2 天食慾增加，連服 10 天顯著好轉。

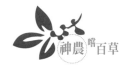

山芙蓉

| **學名** | *Hibiscus taiwanensis* S. Y. Hu
| **分類** | 錦葵科 (Malvaceae)
| **分布** | 臺灣全境平地至海拔 1,000 公尺山麓。
| **別名** | 狗頭芙蓉。
| **用部** | 根及莖。
| **性味** | 味微辛，性平。
| **功能** | 清肺止咳、涼血消腫、解毒、美白。

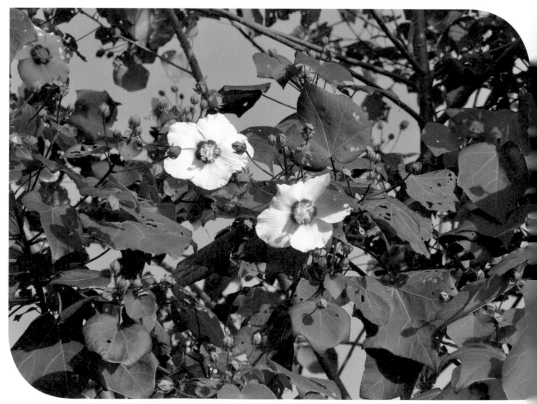

山芙蓉開花了

| 驗方 |

(1) 治脂肪肝：崗梅、山芙蓉、半枝蓮、七葉膽、車前草、黃水茄，
   以上諸藥各 1 兩，水 8 碗煎剩 3 碗加黑糖，三餐飯後服用。

(2) 治疱疹、淋病：七日暈、埔銀、觀音串、山芙蓉、半枝蓮、
   金銀花、車前草、六月雪、山馬蹄、樟樹根，以上諸藥各 1 兩，
   水 12 碗煎剩 5 碗加黑糖當茶飲。

(3) 治瘡瘍：山芙蓉 75 公克、雙面刺 40 公克，半酒水燉瘦肉服。

(4) 治關節炎：山芙蓉、（大號）牛乳埔各 75 公克，過山香 40 公克，
   穿山龍 110 公克，燉豬腳服。

(5) 治腹瀉兼血便：山芙蓉根 2 兩，
   水 5 碗煎剩 2 碗，早晚飯後
   服用。

(6) 治白喉：山芙蓉頭 40 公克、
   風藤葉 10 片、白節蚯蚓 5
   條，水煎服。

(7) 治眼病，消散（退癀）：大本山葡
   萄、山芙蓉、千里光、龍船花根各
   40 公克，燉雞肝或雞蛋服。

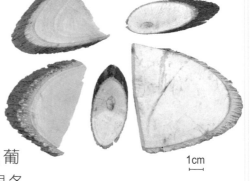

1cm

山芙蓉藥材

(8) 治眼翳：山素英、千里光、山芙蓉、刺白花、小金英各 20 公克，
   燉雞蛋服。

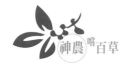

山
煙
草

| **學名** | *Solanum erianthum* D. Don
| **分類** | 茄科 (Solanaceae)
| **分布** | 臺灣全境中、低海拔山區。
| **別名** | 土煙、樹茄、山番仔煙、蚊仔煙、假煙葉樹、
生毛將軍。
| **用部** | 莖及根，藥材稱「土煙頭」。
| **性味** | 味辛，性溫，有毒。
| **功能** | 祛風、除濕、解熱、止痛、強壯。

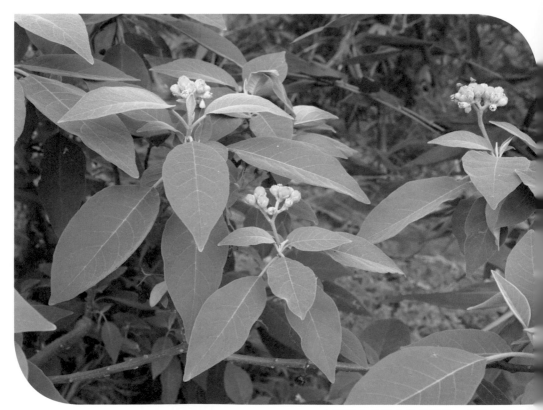

山煙草全株被白色星狀毛，具特殊臭味。

(1) 治背部風痛：土煙頭、黃金桂、鐵包金、一條根、(小號)山
葡萄、雞血藤各 1 兩，雙面刺、十大功勞、小鐵牛各 5 錢，
水 12 碗煎至 3 碗，再燉尾椎骨一小時，早晚飯前、睡前各一
次。

(2) 治頭部神經痛或頭暈，乃至周身之神經痛：土煙頭 40 公克、
豨薟 20 公克，水煎服。

(3) 治腦開刀、頭暈，兼氣管虛
弱：金錢薄荷 1 兩，七葉
埔姜、土煙頭、牛頓棕、
白馬屎各 7 錢，艾頭、天
麻、鉤藤各 5 錢，川芎 3 錢，
水加排骨燉服。

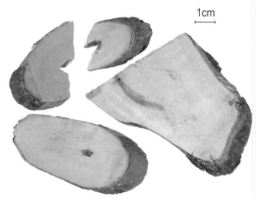

1cm

土煙頭藥材

(4) 治久年頭暈、頭痛，屬虛弱者：
土煙頭 40 公克，水煎服或燉赤肉食
用。

(5) 治酒後感冒：土煙頭 40 公克，水煎服。

(6) 治甲狀腺腫：土煙頭、黃花虱母子根各適量，燉青殼鴨蛋(蛋
殼輕輕敲裂)服，蛋不吃。

(7) 治撞傷：土煙頭、紅刺蔥各 2 兩，半酒水燉排骨服。

編語

早期臺灣鄉間取山煙草枝葉燃燒當驅蚊蟲用途，也因此它又被俗稱
「蚊仔煙」(台語)。

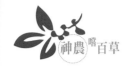

神農嚐百草

五爪金英

| 學名 | *Tithonia diversifolia* (Hemsl.) A. Gray
| 分類 | 菊科 (Compositae)
| 分布 | 臺灣全境海濱至海拔 1,000 公尺山區
| 別名 | 王爺葵、假向日葵、太陽花、腫柄菊、提湯菊、菊藷、五爪金鶯。
| 用部 | 以莖為主，偶見葉。葉因曬乾易酥碎，賣相不佳，多新鮮販售，一般認為葉較苦。莖、葉藥效相同。
| 性味 | 味苦，性涼。
| 功能 | 利尿解熱、清肝解毒、消腫止痛。
| 注意 | 本品長期服用易致肝癌，宜慎用。

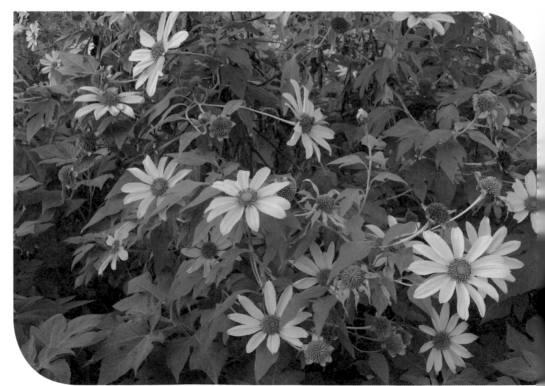

本植物因葉片常呈 5 爪裂，又花呈金黃色，故名。

| 驗方 |

(1) 肉瘤、息瘤、粉瘤：五爪金英莖葉鮮品 1 兩半，水 100 毫升，煮 10 ～ 20 分鐘，煎成 80 毫升，加黑糖服，服用後患者足部有蛻皮現象。

(2) 治肝癌：五爪金英、豨薟草、小號山葡萄、土牛膝、耳鉤草、馬鞭草、黃水茄、蒼耳根、化石草、大風草、青果根，以上諸藥各適量，水煎服。

(3) 脂肪瘤：五爪金英、林草頭、七厘膽、忍冬藤、射干，以上諸藥各適量，水煎加赤肉燉服。

說明

七厘膽即雞爪癀，取鮮品搗汁加酒，可治跌打損傷。（台中市 · 元五青草店 陳輝霖 / 提供）

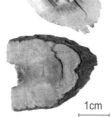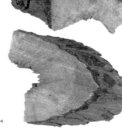

1cm

五爪金英藥材

(4) 退肝火、降尿酸，治口乾苦臭、眼睛酸澀：五爪金英、一枝香、紅乳仔草、黃水茄、苦瓜根、香蘭葉、枸杞根、葉下珠、貓鬚草、含羞草、蒲公英，以上諸藥各適量，水煎當茶飲。

(5) 治肝硬化、B 型肝炎：五爪金英、豨薟草、過江龍、黃水茄、七層塔、木棉皮、苧麻根、車前草、白花蛇舌草、蒲公英、白馬蜈蚣、牛樟菇，以上諸藥各適量，水煎當茶飲或三餐飯後吃。

(6) 治肝硬化：五爪金英、七層塔、小金英、夏枯草、七星草、黃水茄、木棉皮、桶交藤、珠仔草、茵陳各 1 兩，水 15 碗煎至 3 碗，三餐飯後各服用一次。

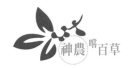神農嚐百草

| **學名** | *Elephantopus scaber* L.
| **分類** | 菊科 (Compositae)
| **分布** | 臺灣全境各地山野、路旁。
| **別名** | 丁豎朽、苦地膽、牛拖鼻、地膽草。
| **用部** | 全草，藥材稱「丁豎朽」。
| **性味** | 味苦（、辛），性涼。
| **功能** | 清熱解毒、利尿消腫。

天芥菜

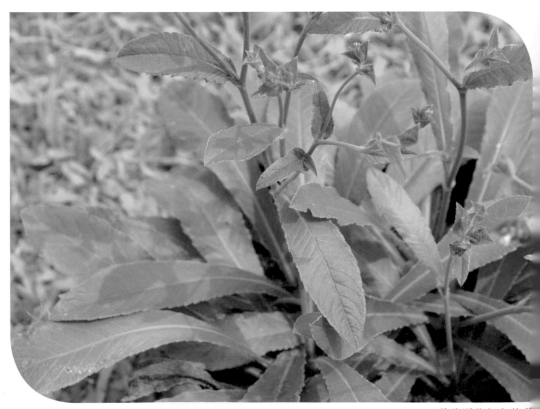

天芥菜開紫紅色的花

│ 驗方 │

(1) 治治小便起泡：大號牛乳埔、山葡萄、白肉豆根、白龍船、
刺桐、雞角刺、丁豎杇、鳳尾草各 1 兩，白花草、腰子草、
蔡鼻草各 5 錢，水 12 碗煎至 3 碗，燉豬尾椎骨一小時，早晚
飯前、睡前服用。

(2) 治腰椎骨刺、雙腳麻，兼高血壓：苦林盤、紅川七、紅雞屎
藤、桑寄生、軟枝桕梧、黃金桂、大風藤、走馬胎、丁豎杇、
鐵雨傘，以上諸藥各 7 錢，半酒水加尾椎骨燉服。

(3) 治骨質疏鬆、膝痠痛：大丁癀 2 兩，（無葉）
接骨筒、丁豎杇各 1 兩，水酒各 2
碗燉豬腳服。

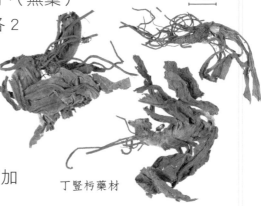

1cm

(4) 治腎虛、腳氣：大號牛乳埔、
山葡萄、骨碎補、白肉穿山
龍、一條根、丁豎杇、消渴草、
紅川七各 7 錢，清明草、淮山、
倒地麻各 5 錢，黃耆 3 錢，水煎加
豬尾椎骨燉服。

丁豎杇藥材

(5) 治肺癌、積水，兼轉移骨：丁豎杇、耳鉤草、水芺根、麻薯糊、
萬點金、車前草、夏枯草、鳳尾草各 1 兩，石上柏 8 錢，七
葉一枝花 5 錢，山豆根 3 錢，水 12 碗煎 2 小時，加黑糖 2 兩，
每 3 小時喝 1 碗。

(6) 治腎炎水腫、腳氣：丁豎杇、玉米鬚各 3 兩，水丁香 2 兩，
水煎服。

(7) 治尿閉：丁豎杇 1 兩，水煎服。

編語

丁豎杇分為白花、紅花二種，一般以紅花（指天芥菜）較多人使用，
而白花品種（稱為大本丁豎杇或毛蓮菜）較少人使用。

臺灣常用中草藥

25

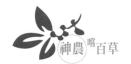
天
胡
荽

| **學名** | *Hydrocotyle sibthorpioides Lam.*
| **分類** | 繖形科 (Umbelliferae)
| **分布** | 臺灣全境低海拔陰涼處，居家盆栽常見自生。
| **別名** | 遍地草、遍地錦、變地錦。
| **用部** | 全草，藥材稱「遍地錦」。
| **性味** | 味辛、微苦，性涼。
| **功能** | 清熱解毒、利尿消腫。

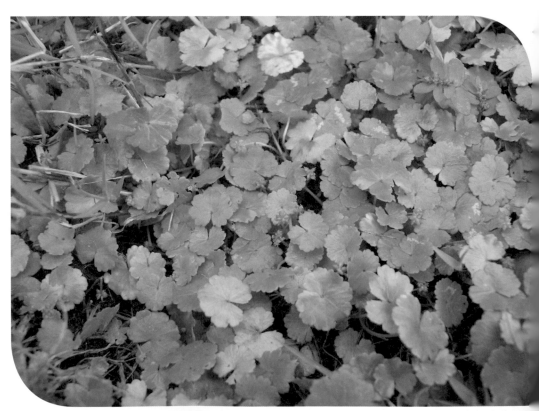

天胡荽為平野常見雜草之一

| 驗方 |

(1) 治帶狀疱疹：釘地蜈蚣、白茅根、金銀花各 1 兩，五癀湯（大丁癀、鼠尾癀、茶匙癀、虎咬癀、柳枝癀各 1 兩），甘草 5 錢，煎水服。另可採臭川芎、遍地錦或香菜（芫荽），擇一新鮮搗敷傷口。

(2) 治咽喉腫痛：遍地錦、水丁香、大號一支香、鼠尾癀、小金英、鹽酸仔草各 20 公克，水煎服。

(3) 治腎結石：遍地錦（鮮草）120 公克，水煎服。

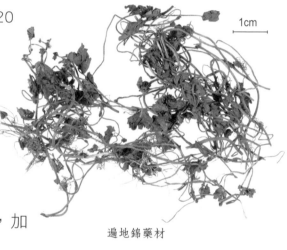
1cm

遍地錦藥材

(4) 治腎臟病、腳氣病：遍地錦（鮮草）120 公克，切碎，苦茶油炒鴨蛋黃服。

(5) 治急性中暑：冷飯藤、含殼仔草各 1 份，遍地錦、香附（全草）各 2 份，加食鹽少許，搗汁服。

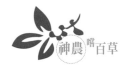

月桃

| **學名** | *Alpinia zerumbet* (Pers.) Burtt & Smith
| **分類** | 薑科 (Zingiberaceae)
| **分布** | 臺灣全境中、低海拔平地及山地。
| **別名** | 豔山薑、良薑、虎子花、玉桃、本砂仁。
| **用部** | 根莖，藥材稱「月桃根」。。
| **性味** | 味辛、澀，性溫。
| **功能** | 行氣止痛、調中止嘔。

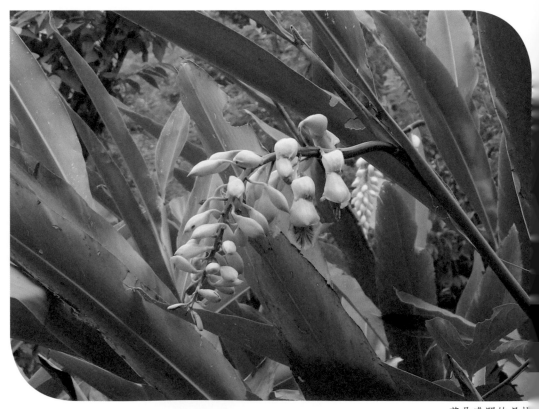

花朵盛開的月桃

| 驗方 |

(1) 治扁桃腺炎：臺灣天仙果、大青各 24 公克，射干、月桃根各
　　15 公克，水煎服。

(2) 治失聲：月桃根適量，水煎服。

(3) 治胃潰瘍：狗尾草 3 兩，橄欖根、月桃根、破布子、樹梅根
　　各 2 兩，煮水喝。另方：橄欖根、桂花根、月桃根各 2 兩，
　　煮水喝。

(4) 治皮膚搔癢：月桃根 5 塊，白
　　礬少許、粗鹽少許，加水適
　　量煎煮，外洗皮膚癢處。另
　　方：月桃根、三角鹽酸草、
　　白埔姜、葉下紅各 2 兩，水
　　10 碗煮濃汁，去渣，加白礬、
　　粗鹽調勻後外洗患處。

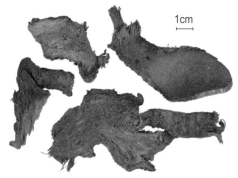

1cm

月桃根藥材

(5) 治四肢麻痺、氣血不通：月桃根、
　　倒吊松根 (即榕樹鬚) 各 1 兩，埔姜癀 (埔姜菇，一種真菌)、
　　艾葉、牛筋草、澤蘭、萬點金、冇骨消各 5 錢，將上藥煎藥汁，
　　去渣，再加溫水調至適量進行泡湯浴，一劑可煎 2 次。(高血
　　壓、心臟病患者不適合)

(6) 續筋止痛，治跌打損傷：(鮮) 月桃根 2 兩、豬瘦肉 120 公克，
　　加米酒 2 碗、水 2 碗以及豬瘦肉燉爛，分 2 次服完。並以鮮
　　根搗爛，外敷傷處。

(7) 治胃病、胃下垂：月桃根、佛手根、茄苳根各 1 兩，梅樹根、
　　桂花根、(白) 橄欖根各 8 錢，水 8 碗煎至 3 碗，三餐飯前各
　　服 1 次。

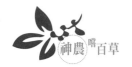
神農嚐百草

毛忍冬

| 學名 | *Lonicera japonica* Thunb.
| 分類 | 忍冬科 (Caprifoliaceae)
| 分布 | 臺灣全境低海拔地區林緣或灌叢中。
| 別名 | 四時春、忍冬藤、(毛)金銀花。
| 用部 | 花蕾,藥材稱「金銀花」。
| 性味 | 味甘,性涼。
| 功能 | 清熱、解毒。

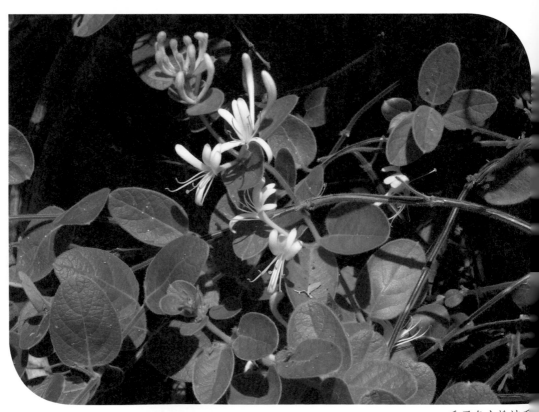

毛忍冬全株被毛

| 驗方 |

(1) 青春痘保養方：連翹、金銀花各適量，燉排骨吃。

(2) 治青春痘：含殼草、黃水茄、雙面刺、耳鉤草、金銀花、釘
　　地蜈蚣、蒲公英、一枝香、水丁香，以上諸藥各適量，水煎
　　加黑糖服。

(3) 治蕁麻疹：白紫蘇、紅乳仔草、一枝香、白埔姜、臭茉莉、
　　珍中毛、金銀花、山馬蹄，以上諸藥各適量，水煎加黑糖服。

(4) 治甲狀腺瘤：牛皮消、石上柏、七葉
　　一枝花、金銀花、炮仔草、桑
　　白皮、夏枯草、倒吊金鐘、
　　大號牛乳埔、射干、黃水
　　茄，以上諸藥各適量，水
　　煎服。

(5) 治咽喉腫痛：金銀花、麥門
　　冬、桔梗各 50 公克，水煎代
　　茶飲。另方：金銀花、野菊花各 15
　　公克，水煎服。

金銀花藥材

(6) 治急性鼻竇炎：金銀花、野菊花、黃耆各 15 公克，蒲公英、
　　蒼耳子、白芷、辛夷花各 12 公克，紫花地丁 10 公克，每日
　　一劑，分 2 次服。(孕婦慎用，兒童減量)

(7) 治麥粒腫(針眼)：板藍根 50 公克，金銀花、紫花地丁、大青葉、
　　蒲公英各 25 公克，每日一劑，水煎服。

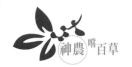

神農嚐百草

水丁香

| **學名** | *Ludwigia octovalvisa* (Jacq.) Raven
| **分類** | 柳葉菜科 (Onagraceae)
| **分布** | 臺灣全境平地至低海拔溝旁、田邊、路旁、草叢中。
| **別名** | 水香蕉、假香蕉、假黃車、針筒草、針銅射、毛草龍。
| **用部** | 根及莖，藥材稱「水丁香（頭）」。
| **性味** | 味苦、微辛，性涼。
| **功能** | 解熱、利尿、降壓、消炎。

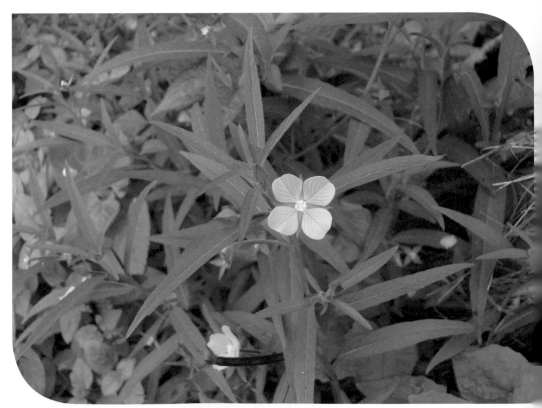

水丁香的花瓣 4 片，黃色，倒卵狀圓形，先端微凹。

驗方

(1) 慢性腎臟炎：水丁香40公克、青仁烏豆150公克，加米酒1杯、水3碗、青殼鴨蛋1個，水煎服。

(2) 治脂肪肝：苦藍盤、龍眼根、大飛揚、白虱母子頭、水丁香、（紅）有骨消、木芙蓉、秤飯藤、豬母乳、白刺杏、蔡鼻草、萬點金各8錢，10碗水熬成3碗，喝前加點黑糖，三餐及睡前各喝1碗。

(3) 治高血壓：水丁香、蔡鼻草、桑樹根、仙草乾各40公克，水煎代茶飲。

(4) 治肺積水：西番蓮（根或藤莖）、山李仔根、燈心草、水丁香、蘆竹根等，水煎服。

(5) 降血糖：帽仔盾、倒地鈴、山苦瓜根、水丁香、消渴草、腰仔草、蔡鼻草、威靈仙、紅骨蛇、雙面刺、楨梧、木賊、黃精、黃金桂、萬點金各適量，加瘦肉，13碗水熬成4碗。

(6) 治腎炎，膀胱、尿道炎：水丁香1斤，水煎服。

水丁香（頭）藥材

1cm

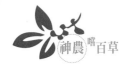

仙草

學名	*Mesona chinensis* Benth.
分類	唇形科 (Labiatae)
分布	臺灣海拔 1,200 公尺以下之山麓，栽培地區廣及新竹縣、苗栗縣、嘉義縣、南投縣、臺東縣、花蓮縣等地。
別名	仙草舅、仙人凍、涼粉草。
用部	全草。
性味	味甘，性涼。
功能	清熱、解渴、涼血、解暑、降血壓。

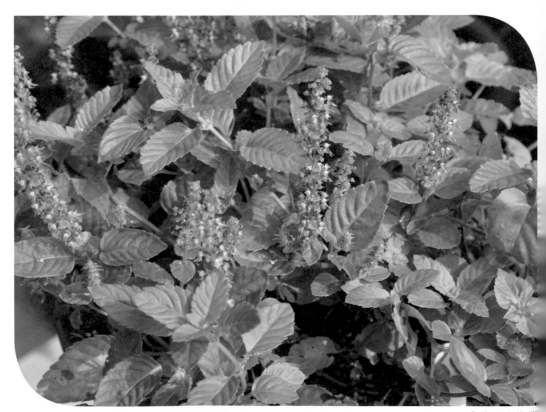

盛花期的仙草

| 驗方 |

(1) 治流鼻血：仙草適量，煮黑糖或豬肝食用。

(2) 治糖尿病，兼血壓高：金線蓮、苦瓜根、仙草、水丁香、腰子草、含羞草、大號牛乳埔、白龍船、淮山、構樹，以上諸藥各適量，水加排骨燉服。

(3) 降血壓：魚腥草、仙草各 70 ～ 100 公克，水煎服。

(4) 治脂肪肝、降膽固醇：七葉膽、萬點金、黃水茄、菜瓜根、牛頓棕、荷葉、仙草、腰仔草，以上諸藥各適量，水煎服。

(5) 降膽固醇：四米草、仙楂、菜瓜根、仙草、腰仔草、金劍草，以上諸藥各適量，水煎服。

(6) 預防中暑：仙草適量，煮水喝。(仙草煎汁，取汁燉雞，即成「仙草雞」，為適合夏季之養生膳食)

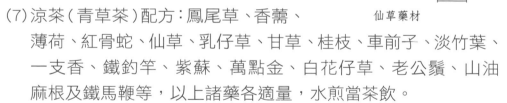

1cm

仙草藥材

(7) 涼茶(青草茶)配方：鳳尾草、香薷、薄荷、紅骨蛇、仙草、乳仔草、甘草、桂枝、車前子、淡竹葉、一支香、鐵釣竿、紫蘇、萬點金、白花仔草、老公鬚、山油麻根及鐵馬鞭等，以上諸藥各適量，水煎當茶飲。

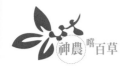

半枝蓮

| 學名 | *Scutellaria barbata*　D. Don
| 分類 | 唇形科 (Labiatae)
| 分布 | 臺灣全境平地至低海拔山區。
| 別名 | 向天盞、溪邊黃芩、牙刷草、並頭草、（狹葉）韓信草。
| 用部 | 全草。
| 性味 | 味辛、微苦，性涼。
| 功能 | 清熱解毒、活血化瘀、消腫止痛、利水滲濕、抗癌。

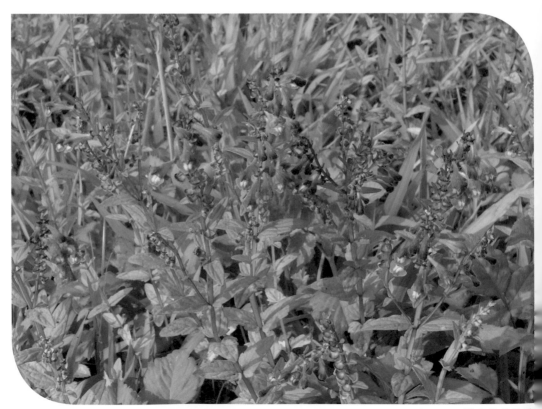

開花的半枝蓮

驗方

(1) 治卵巢癌：半枝蓮 2 兩，龍葵、白英、白花蛇舌草、鱉甲各 1 兩，水煎，日服 2 次。

(2) 治肝癌：半枝蓮、白花蛇舌草、太子參、當歸、山慈菇各 1 兩，白朮 5 錢，昆布、海藻、三稜各 3 錢，水煎服，每日 1 劑。

(3) 治食道癌：茄苳根、白英、龍葵、白花蛇舌草、半枝蓮、蒲公英、夏枯草、牛樟菇、牛皮消，以上諸藥各適量，水煎服。

(4) 金線連養肝茶：金線連、雪蓮花、粉光參花、半枝蓮、土荊芥、黃水茄，以上諸藥各適量，水煮 10 分鐘，當茶飲。

1cm

(5) 治肝癰生膿、糖尿病：魚腥草、半枝蓮、白花蛇舌草、白馬蜈蚣各適量，水煎服。

半枝蓮藥材

(6) 治皮膚過敏：白紫蘇、半枝蓮、番薑頭、紅乳仔草、白埔姜、珍中毛、臭茉莉、山馬茶、金銀花，以上諸藥各適量，水煎加黑糖服。

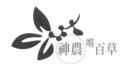

玉蜀黍

學名	*Zea mays* L.
分類	禾本科 (Gramineae)
分布	臺灣各地普遍栽培。
別名	番麥、玉米、苞穀、玉麥。
用部	花柱及柱頭，藥材稱「玉米鬚」。
性味	味甘，性平。
功能	利尿、化石、消渴、降壓。

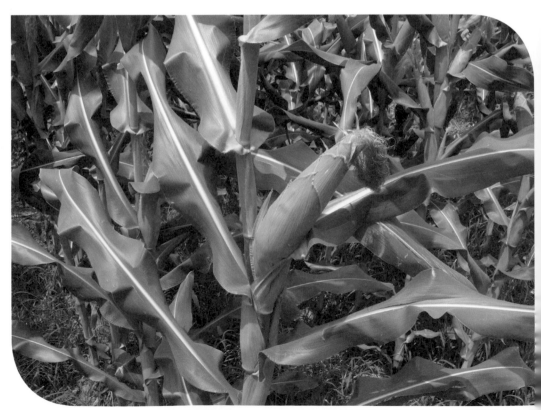

玉蜀黍是世界總產量最高的重要糧食作物

| 驗方 |

(1) 治手腳痠痛：生杜仲、熟杜仲、玉米鬚各 5 錢，燉排骨食用。

(2) 治膀胱結石：玉米鬚 2 兩、葫蘆茶 1 兩，燉雞蛋服。

(3) 治慢性膀胱炎：鳳尾草、石韋、一枝香、車前草、筆仔草、
玉米鬚、水丁香，以上諸藥各適量，水煎加黑糖服。

(4) 治濕疹：玉米鬚 15 公克、荸薺 10 顆、蕹菜 30 公克，煎湯服
用。

(5) 治血尿：玉米鬚、珍中毛、白茅
根各 30 公克，水煎服。

(6) 治水腫：玉米鬚 2 兩，
煎水服，忌食鹽。

(7) 治糖尿病：玉米鬚 60
公克，薏苡仁、綠豆
各 30 公克，水煎服。
另方：玉米鬚、黃耆、
山藥各 30 公克，芭樂
葉、天花粉、麥門冬各 15
公克，水煎服。

1cm

玉米鬚藥材

(8) 治高血壓、頭昏腦脹：玉米鬚
50 公克、菊花 10 公克，煎湯服。此為 1 日劑量，分早、晚
兩次口服。

(9) 治膽石症 (肝膽管及總膽管泥沙狀結石，或膽道較小的結石在
靜止期者)：玉米鬚、蘆根各 30 公克，茵陳蒿 15 公克，水煎服。

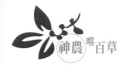

白花杜虹

| 學名 | *Callicarpa formosana* Rolfe forma *albiflora* Sawada & Yamam.
| 分類 | 馬鞭草科 (Verbenaceae)
| 分布 | 臺灣早期只產於新店的石碇山區，現各地偶見栽培作藥用或觀賞。
| 別名 | 粗糠仔、白花粗糠樹、白粗糠、白花臺灣紫珠。
| 用部 | 根或粗莖，藥材稱「白粗糠」。
| 性味 | 未見記載。
| 功能 | 滋補腎水、清血去瘀。

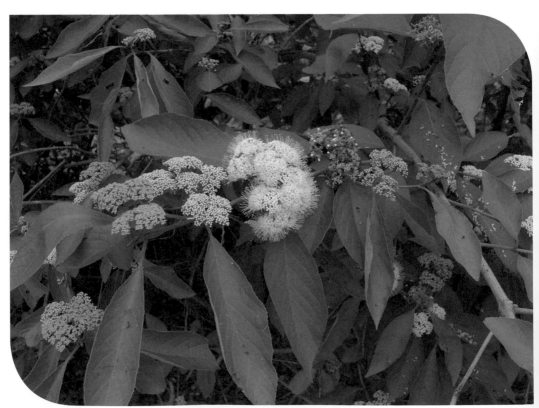

白花杜虹較少見，臺灣早期只產於新店的石碇山區。

｜驗方｜

(1) 治下消、婦人赤白帶：白粗糠（根）、荔枝根、龍眼根、白石榴根、白龍船花根、白肉豆根各 20 公克，燉小肚服。

(2) 治神經痛：白粗糠、黃金桂各 40 公克，楠梧頭、過山香、王不留行、山大人各 20 公克，半酒水燉豬尾服。

(3) 治經痛，調經理帶：白粗糠、白肉豆根、小本山葡萄各 1 兩，白花益母草、白龍船、白花虱母子頭、鴨舌癀、澤蘭各 5 錢，二次米泔水，燉豬小腸一小時，早晚服用。

(4) 治婦女白帶：白粗糠、白肉豆根、小本山葡萄各 1 兩，白花虱母子頭、白龍船、白益母草、水茖根各 5 錢，二次米泔水 8 碗煎至 2 碗，再燉豬粉腸一小時，早晚飯前服用。

1cm

白粗糠藥材

(5) 治骨刺、腰痠背痛，兼小便起泡：雞血藤、一條根、黃金桂、千斤拔、白芙蓉、紅刺蔥、白粗糠、七層塔各 1 兩，官真癀 5 錢，水 12 碗煎至 3 碗，再燉豬尾椎骨。

編語

「粗糠仔」藥材因原植物的花有紅、白兩種，所以有紅粗糠、白粗糠的區別，但公認白粗糠藥效較佳，由於白花杜虹不多見，市售「粗糠仔」藥材，雖多數習稱「白粗糠」，但其來源植物仍以杜虹花（*Callicarpa formosana* Rolfe，即紅粗糠）為主。

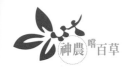
神農嚐百草

| 學名 | *Leonurus sibiricus* L. forma *albiflora* (Miq.) Hsieh
| 分類 | 唇形科 (Labiatae)
| 分布 | 臺灣全境平野至低海拔山地村落附近自生，常被栽培於園圃中供民間藥用，近年有規模性的企業栽培、供市場使用。
| 別名 | 益母草、茺蔚、益母蒿。
| 用部 | 全草。
| 性味 | 味苦、辛，性微寒。
| 功能 | 活血調經、利尿消腫。

白花益母草

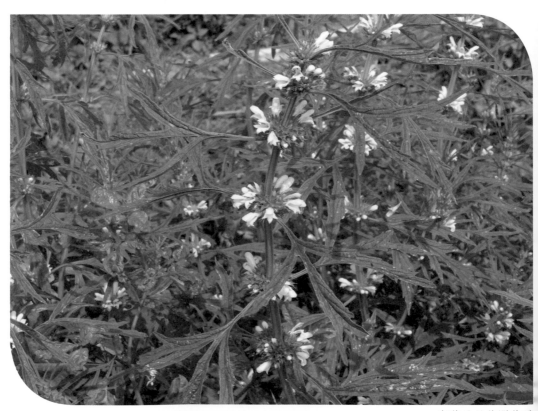

白花益母草開花了

｜驗方｜

(1) 治子宮收縮力差：仙鶴草、益母草各 1 兩，當歸 5 錢，燉赤肉食用。

(2) 治子宮內膜異位：生地黃、熟地黃、益母草各 5 錢，燉烏骨雞食用。

(3) 治月事不順、肚痛：(白)益母草、白粗糠、白肉豆根、白龍船、白花虱母子頭、白榭榴、鴨舌癀、小本山葡萄各 1 兩，水芺根 5 錢，水 10 碗煎至 3 碗，再燉 4 兩赤肉一小時，早晚飯前、睡前服用。

(4) 治月經不調、量少：雞角刺 2 兩，雞舌癀、鴨舌癀、白龍船、白肉豆根、(白)益母草各 1 兩，水芺根、白花虱母子頭、竹黃各 5 錢，水 12 碗煎至 3 碗，再燉豬小腸，早晚飯前、睡前服用。

臺灣的「益母草」藥材多以白花益母草入藥

(5) 治月經量少：益母草 1 兩、當歸尾 3 錢，燉土雞或烏骨雞食用。月經正常後，可改用當歸，以調養體質。

(6) 治經期不調：益母草、鴨舌癀、鼠尾癀各 1 兩，紅花 3 錢，紅蘿蔔 1 條，雞蛋 1 粒，水煎服。

(7) 治行房時子宮會痛：益母草、含羞草各 1 兩，燉排骨食用。

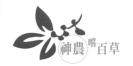
白花蛇舌草

| 學名 | *Hedyotis diffusa* Willd.
| 分類 | 茜草科 (Rubiaceae)
| 分布 | 臺灣全境平野潮濕地。
| 別名 | 蛇舌草、蛇舌癀、蛇針草、龍吐珠、定經草、
白花十字草、小葉鍋巴草。
| 用部 | 全草。
| 性味 | 味苦、甘、性寒。
| 功能 | 清熱解毒、利尿消腫、活血止痛、抗癌。

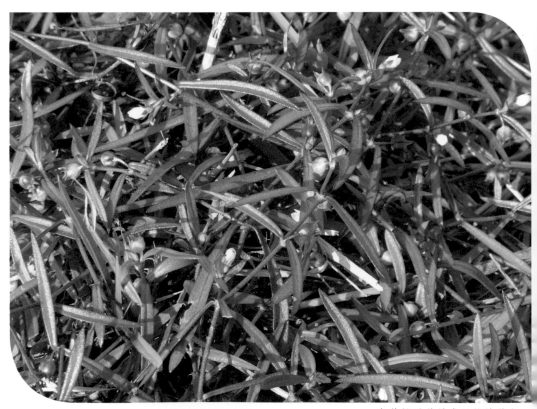

白花蛇舌草是常見的雜草之一

| 驗方 |

(1) 治肺癌：白花蛇舌草、枇杷葉、魚腥草、豬苓、薏苡仁各 30
    公克，水煎服。

(2) 治胃癌：白花蛇舌草、白茅根各 75 公克，薏苡仁 30 公克，
    紅糖 90 公克，水煎分 3 次服，每日 1 劑。

(3) 治乳房生瘤、肝功能失調：日日春、水苳根、白花蛇舌草、
    白花草各 1 兩，大甲草、苦參根
    各 5 錢，水 8 碗、米酒 2
    碗煎至 3 碗，早晚飯後、
    睡前各服用一次。

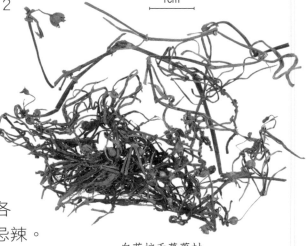

(4) 治皮膚生水泡：魚腥
    草、紅乳仔草、一枝
    香、金銀花、土茯苓、
    大丁癀、紫花地丁、樟
    仔根、白花蛇舌草、白
    紫蘇、海金沙，以上諸藥各
    適量，水煎服，加黑糖，忌辣。

1cm

白花蛇舌草藥材

編
語

由於本品具有優良的清熱解毒作用，為抗 SARS(Severe Acute
Respiratory Syndrome，嚴重急性呼吸道症候群）方的重要組成藥物之
一。

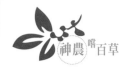

白英

| **學名** | *Solanum lyratum* Thunb.
| **分類** | 茄科 (Solanaceae)
| **分布** | 臺灣全境低海拔地區。
| **別名** | 白毛藤、鈕仔癀、鬼目草、蜀羊泉。
| **用部** | 地上部分,藥材稱「白毛藤」。
| **性味** | 味甘、苦,性寒。
| **功能** | 清熱解毒、袪風利濕、化瘀。

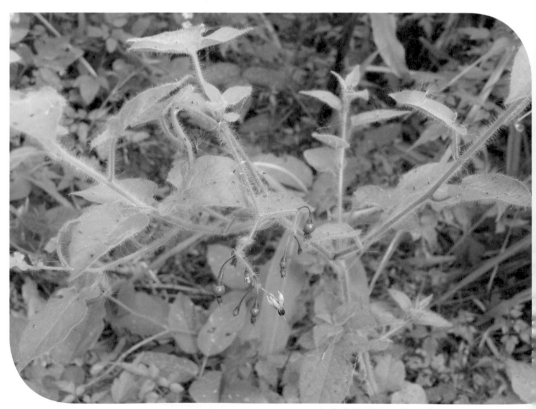

白英全株被毛,故有「白毛藤」之俗名。

｜驗方｜

(1) 治食道癌：白花蛇舌草 37.5 公克，白毛藤 30 公克，蛇波、
　　龍葵各 18 公克，黃藥子、枸杞葉各 12 公克，水煎，早晚各
　　服 1 次。

(2) 治舌根癌：土黨參、黃花野百合 (全株)、牛皮消 (藤) 各 3 兩，
　　龍葵、白毛藤、茄子 (蒂)、半枝蓮、蛇波各 2 兩，以上用機
　　器煎 7 天份，分服。(土黨參價格昂貴，能用根最好)

(3) 治乳癌：蒲公英、小金英、白毛藤、
　　金銀花、紫花地丁、半枝蓮、白
　　花蛇舌草、半邊蓮、煮飯花
　　頭、夏枯草、茄苳根、臭茉
　　莉各適量，加紅棗，水煎
　　服。

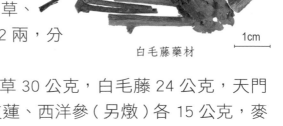

1cm

白毛藤藥材

(4) 治食道癌、消化系統癌：山
　　防風、半枝蓮、白花蛇舌草、
　　石上柏、白毛藤、龍葵各 2 兩，分
　　3 天服。

(5) 治原發性肝癌：白花蛇舌草 30 公克，白毛藤 24 公克，天門
　　冬 18 公克，女貞子、半枝蓮、西洋參 (另燉) 各 15 公克，麥
　　門冬、莪朮、鬱金、重樓各 12 公克，山茱萸 9 公克，每日 1 劑，
　　連服 15 ～ 30 劑。

(6) 治風熱感冒咳嗽：忍冬藤 15 公克，桑葉、白毛藤、野菊花各
　　9 公克，一枝黃花 6 公克，水煎服。

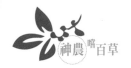

白鳳菜

| 學名 | *Gynura divaricata* (L.) DC. subsp. *formosana* (Kitam.) F. G. Davies
| 分類 | 菊科 (Compositae)
| 分布 | 臺灣全境海濱及低海拔地區，各地亦偶見人家栽培。
| 別名 | 白癀菜、白鳳菊、臺灣土三七、麻糬糊。
| 用部 | 全草。
| 性味 | 味甘、淡，性寒。
| 功能 | 清熱解毒、涼血止血、活血化瘀、舒筋活絡、利尿消腫。

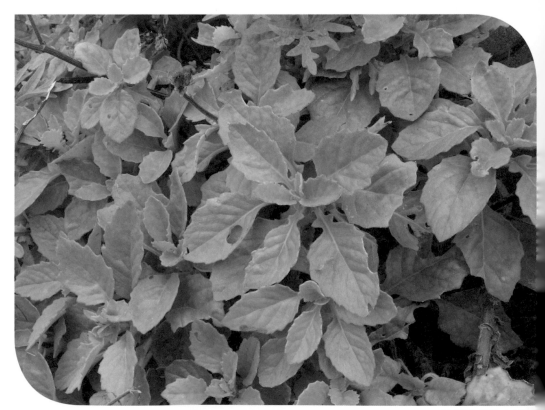

即將開花的白鳳菜

48

(1) 治高血壓：白鳳菜、咸豐草、蘆薈（皆取鮮品）各適量，搗汁加蜂蜜服。

(2) 治感冒發熱、中暑、腦炎：（新鮮）白鳳菜莖葉適量，絞汁和蜂蜜或冰糖服。

(3) 預防 B 型肝炎感染：（新鮮）白鳳菜莖葉適量，絞汁服。

(4) 治肝炎、肝硬化、腹水：（新鮮）白鳳菜莖葉 1 斤，絞汁和蜂蜜服，或煎濃汁服。另與含羞草 5 兩，煎濃汁服。

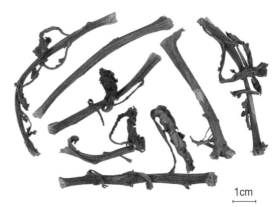

1cm

白鳳菜藥材

(5) 治發燒、腸炎：白鳳菜、杉柳、水豬母乳各適量，搗汁泡梨汁服。

(6) 治創傷出血：（新鮮）白鳳菜莖葉適量，搗爛敷患處。

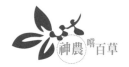

| **學名** | *Rhinacanthus nasutus* (L.) Kurz
| **分類** | 爵床科 (Acanthaceae)
| **分布** | 臺灣各地零散栽培作保健植物,雲林縣則有大量栽培製藥材供貨。
| **別名** | 白鶴草、仙鶴靈芝草、靈芝草、(香港)仙鶴草、癬草。
| **用部** | 全草。
| **性味** | 味甘、淡、微苦,性平。
| **功能** | 潤肺止咳、平肝降火、消腫解毒、殺蟲止癢。

白鶴靈芝

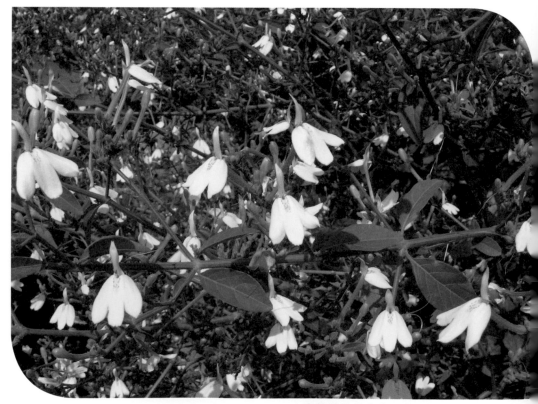

白鶴靈芝花朵盛開時,像展翅飛翔的白鶴。

(1) 治高血壓、肝病：白鶴靈芝 30 公克，水煎當茶飲；若 GOT、GPT 過高者，可加黑糖煎服。

(2) 治心臟病：白鶴靈芝 30 公克，加豬心燉水服。

(3) 治糖尿病：小號牛乳埔、白豬母乳、白粗糠、(小號) 山葡萄、倒地鈴、五爪龍、白鶴靈芝、紅豆杉、白肉豆根、枸杞根、清明草、冇骨消，以上諸藥各適量，水煎當茶飲。

(4) 治早期肺結核：白鶴靈芝 30 公克，穿心蓮、大飛揚各 15 公克，冰糖 15 公克，水 500 毫升，煎成 200 毫升，分 2 次服。

(5) 治慢性肺管炎、喘症，兼脾胃濕：魚腥草、清明草、白芙蓉、大風草、山瑞香、茄苳根、大號牛乳埔、消渴草、白鶴靈芝，以上諸藥各適量，水煎加赤肉服。

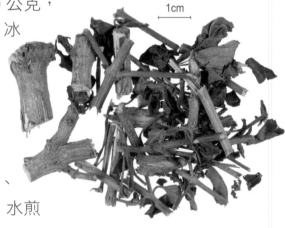

白鶴靈芝藥材於 3 ～ 4 月採收，葉小。

編語

本品以葉越多，品質越好，香氣較明顯，通常於 8 ～ 9 月採收為佳。又因原植物的花形似白鶴，且傳有類似靈芝良效，故名。另因其能治各種體癬，又名癬草。

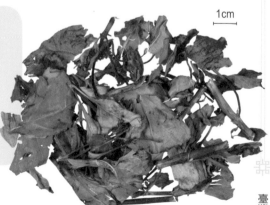

白鶴靈芝藥材於 8 ～ 9 月採收，葉多。

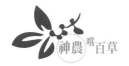

扛香藤

| **學名** | *Mallotus repandus* (Willd.) Muell.-Arg.
| **分類** | 大戟科 (Euphorbiaceae)
| **分布** | 臺灣全境低海拔地區，近海岸處叢林中常見。
| **別名** | 桶鉤藤、桶交藤、鉤藤、扛藤、糞箕藤、石岩楓、倒掛茶、鹽酸藤。
| **用部** | 根及粗莖，藥材稱「桶鉤藤」。
| **性味** | 味甘、微苦，性寒。
| **功能** | 祛風除濕、活血通絡、驅蟲止癢、消腫。(本品祛風散邪，效同中藥「防風」)

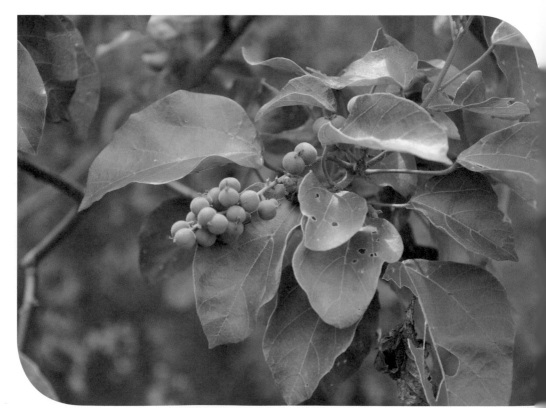

扛香藤已結果

| 驗方 |

(1) 治腰膝痠痛：白埔姜、（小號）山葡萄、白馬屎、白肉穿山龍、一條根、紅川七、桶鉤藤、硃砂根，以上諸藥各適量，半酒水加 5 兩豬尾椎骨燉服，分三次早中晚服用。

(2) 治血壓高、失眠、腰痠，兼頸部緊繃：豨薟草 1 兩半，桶鉤藤、羊帶來、苦瓜根、七層塔、七葉埔姜、狗頭芙蓉、山葡萄各 1 兩，黃藤 5 錢，水 15 碗煎至 6 碗，三餐飯後喝 1 碗，兩天份。

(3) 治胸挫傷：桶鉤藤、川七各適量，燉排骨服。

(4) 治肝炎：魚腥草、水芛根（三白草）、石壁癀、茜草、桶鉤藤、黃水茄各 1 兩，燉雄豬小肚服。另方：石上柏、桶鉤藤各適量，煮水喝。

(5) 治小兒受驚、夜啼、頭暈痛：桶鉤藤 16 公克，防風、白芷、蔓荊子各 8 公克，金蟬、甘草各 4 公克，水煎服。

(6) 治下消風（關節炎）：桶鉤藤 75 公克、倒地麻（梧桐科草梧桐之全草）20 公克，半酒水燉排骨服。

1cm

桶鉤藤藥材

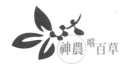

含羞草

| **學名** | *Mimosa pudicaa* L.
| **分類** | 豆科 (Leguminosae)
| **分布** | 臺灣全境平野經常可見，生於路旁或空曠地。
| **別名** | 見笑草、見羞草、怕羞草。
| **用部** | 全草，以根為主。
| **性味** | 味甘、澀，性微寒，有毒。
| **功能** | 鎮靜安神、化痰止咳、清熱利尿。

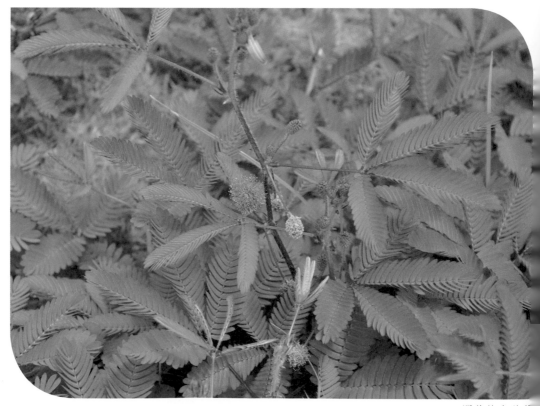

開花的含羞草

| **驗方** |

(1) 攝護腺腫大：鳥不踏、牛港刺、含羞草各適量，水加排骨燉服。

(2) 治痔瘡：含羞草、雙面刺、豨薟草、辣椒頭、白紫蘇、苦藍盤、賜米草各 1 兩，水 12 碗煎至 3 碗，再燉大腸頭，早晚飯前、睡前服用。

(3) 治膀胱結石：（紅骨）含羞草 4 兩，白茅根、補骨脂各 1 兩，燉排骨食用。

(4) 治糖尿、骨刺、口渴，兼多尿：
含羞草、腰子草、白龍船、淮山、清明草、大號牛乳埔、風不動、雙面刺、白芙蓉、白粗糠、白芷、黃金桂、紅川七、骨碎補，以上諸藥各適量，水煎加排骨燉服。

1cm

含羞草藥材

(5) 治糖尿、腰椎疼痛、骨刺、腳萎縮、腳痠痛麻、眼霧，兼便秘：腰子草、紅豆杉、紅甘蔗、含羞草、鐵雨傘、紅刺葱、金櫻根、馬纓丹、苦林盤、雙面刺、紅肉內葉刺、枸杞根、紅乳仔草、紫茉莉，以上諸藥各適量，水煎服。

(6) 治頭痛、膏肓痠，兼膀胱炎：黃花虱母子、白芙蓉、艾葉、帽仔盾、丁豎朽、大風藤、黃金桂、七葉埔姜、腰子草、含羞草，以上諸藥各適量，水加赤肉燉服。

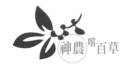

決明

| **學名** | *Senna tora* (L.) Roxb.
| **分類** | 豆科 (Leguminosae)
| **分布** | 臺灣南部之砂地或丘陵地。
| **別名** | 草決明、小決明、大號山土豆。
| **用部** | 種子，藥材稱「決明子」。
| **性味** | 味苦、甘、鹹，性微寒。
| **功能** | 緩下通便、清肝明目、利水。

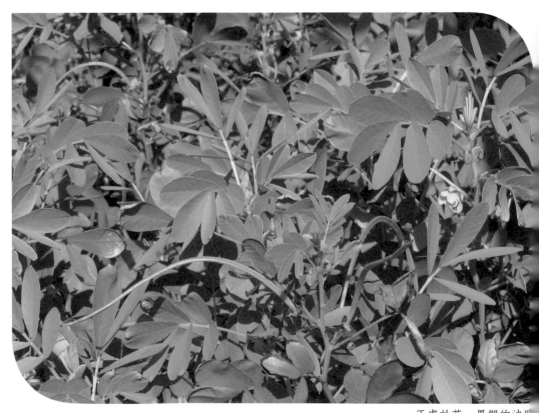

正處於花、果期的決明

(1) 減肥方：

● 荷葉、蚊仔煙頭、白山柚根、雞屎藤、含殼仔草、木棉皮、決明子，水煎，三餐喝。

● 減肥（突然變胖型）：荷葉、銀杏葉、決明子、黃目仔根，檳榔青仔 5 粒，水煎服。

● 減脂茶：山楂 5 錢、決明子 2 兩、黃耆 3 錢、大黃 1.5 錢、車前子 2 錢、甘草 1 錢、陳皮 1 錢，水煎服。

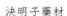

(2) 治眼白出血：紅根仔草、千里光、枸杞、決明子、枸杞頭、散血草各適量，水煎服。

(3) 治白內障：骨碎補、枸杞頭、腰仔草、准山、雞角刺、雞屎藤、清明草、決明子、千里光、四米草，加豬排骨燉服。

決明子藥材

(4) 保養眼睛：菊花、決明子、枸杞、甘草各適量，水煎服。

(5) 治高血壓：芋香林投（葉）2 兩、決明子 1 兩，水煎服。另方：苦瓜加適量決明子，水煎煮，煮完當水喝。

(6) 治便秘：新鮮何首烏 5 公克（切片），與爆炒過的決明子 3 公克，加水煮沸後，悶 10 分鐘，服用。

(7) 涼茶（青草茶）配方：黃金桂、白芷、決明子、餘甘子等，乾燥打碎製茶包，每包 3 公克，以 300 c.c. 熱開水沖泡，靜待 2 ～ 5 分鐘，即可飲用（可重複沖泡）。

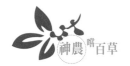

走馬胎

| 學名 | *Blumea lanceolaria* (Roxb.) Druce
| 分類 | 菊科 (Compositae)
| 分布 | 臺灣全境低海拔山區之山谷陰濕地或山坡、路旁陰涼處。
| 別名 | 雙合劍葉草、黃龍參、千頭艾納香、走馬草。
| 用部 | 全草,以粗莖為主。
| 性味 | 味辛,性平。
| 功能 | 祛風除濕、消腫止痛。

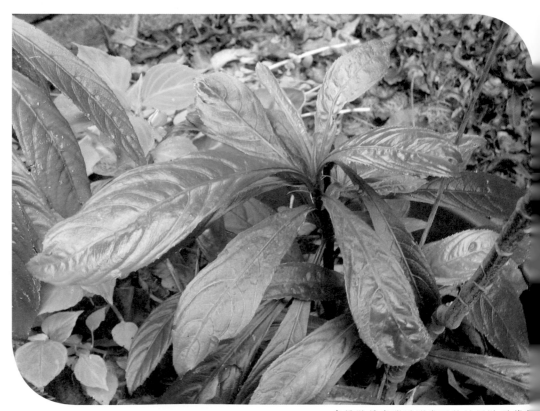

走馬胎是臺灣民間常用的祛風除濕藥草

| 驗方 |

(1) 治產婦感冒：走馬胎 2 兩，水煎服。

(2) 治四肢麻痺、風濕痛：走馬胎 6 兩，燉豬腳或排骨服。

(3) 壯陽：走馬胎適量，泡酒服或燉瘦肉服。

(4) 治腰痠背痛（女性）：大號牛乳埔、軟枝椬梧、崗梅、（白肉）穿山龍各 1 兩，一條根、秤飯藤頭、紅川七、紅根仔草各 5 錢，黃金桂、走馬胎各 3 錢，水 10 碗煎至 2 碗，再燉豬尾椎骨 5 節，早晚飯前服用。

(5) 治骨刺、膝退化，兼胃炎：紅刺葱、骨碎補、大金櫻、番仔刺、紅肉內葉刺、大風藤、鐵雨傘、軟枝椬梧、秤飯藤頭、牛膝、杜仲、走馬胎，以上諸藥各適量，水煎服。

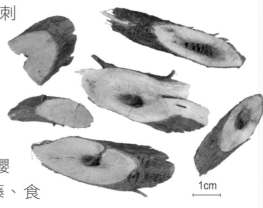

走馬胎藥材

1cm

(6) 治頸椎、腳後底長骨刺：馬纓丹、黃金桂、軟枝椬梧、血藤、食茱萸、蘆竹根、風不動、芙蓉頭、走馬胎、番仔刺，以上諸藥各適量，半酒水加豬尾椎骨燉服。

說明

(7) 治坐骨神經痛：走馬胎、帽仔盾頭、黃金桂各 2 兩，半酒水燉豬尾椎骨服。

> 足底筋膜炎常被稱做「腳底長骨刺」，因為足底筋膜炎的時間久了，生化的刺激物會增多，受刺激的筋膜會發炎，發炎後就會產生鈣化現象，X 光從足部側面照過去，就會看到一個像刺一樣的牽扯性骨贅生（俗稱骨刺），但並非把這個骨刺拔掉，足底筋膜炎就不會痛。

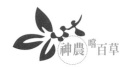
車
前
草

| **學名** | *Plantago asiatica* L.
| **分類** | 車前草科 (Plantaginaceae)
| **分布** | 臺灣全境平野、山野路旁隨處可見。
| **別名** | 五斤草、枝仙草、錢貫草、牛舌草、豬耳朵草。
| **用部** | 全草。
| **性味** | 味甘,性寒。
| **功能** | 解熱利尿、袪痰止咳、解毒消炎、清肝明目、
止血。

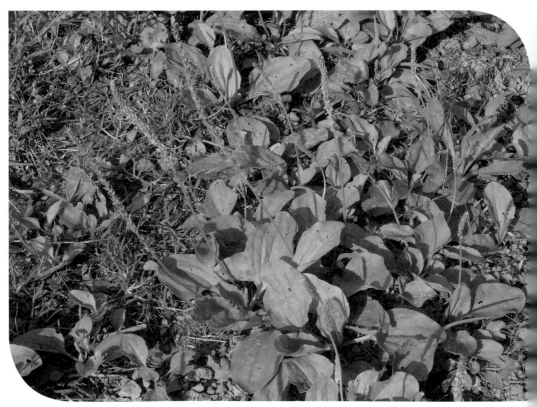

車前草為臺灣隨處可見的雜草

｜驗方｜

(1) 治膀胱結石：貓鬚草、大號牛乳埔、水丁香各 1 兩，含殼仔草、化石樹、車前草、埔姜豆頭、丁豎杇、紅竹葉各 5 錢，水 10 碗煮 40 分鐘，加些冰糖當茶飲。

(2) 治攝護腺腫大：珍中毛、車前草、白茅根、土茯苓、大丁癀、蒲公英、紫花地丁、豬苓、紅雞屎藤，以上諸藥各適量，水煎，三餐飯前服用。

(3) 治尿酸、血濁，兼脂肪肝：車前草、玉米鬚、含羞草、水丁香、金線連、一葉草、甜菊、五葉參、崗梅、山芙蓉、半枝蓮、車桑子，以上諸藥各適量，水煎服。

1cm

車前草藥材

(4) 治慢性膀胱炎：鳳尾草、石韋、一枝香、車前草、筆仔草、玉米鬚、水丁香，以上諸藥各適量，水煎，可加黑糖服。

(5) 治尿毒、糖尿、腳腫，兼高血壓：白疔草（即茶匙癀）、山楊桃、車前草、丁豎杇、金絲五爪龍（指七葉膽）、玉米鬚、含羞草、腰子草、金銀花、牛皮消，以上諸藥各適量，水煎服。

(6) 治尿酸兼腳盤痛：車桑子、山柑子、車前草、腰子草、含羞草、黃金桂、大丁癀、番仔刺，以上諸藥各適量，水加赤肉燉服。

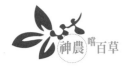

兔兒菜

學名	*Ixeris chinensis* (Thunb.) Nakai
分類	菊科 (Compositae)
分布	臺灣全境平地至中海拔山區之開闊草地、道路兩旁、田埂或荒地。
別名	小金英、英仔草、鵝仔菜、苦菜、小苦苣、蒲公英。
用部	全草,藥材稱「小金英」
性味	味苦,性寒。
功能	消炎、解毒、止痛、清熱、活血、涼血、止血、生肌、止瀉。

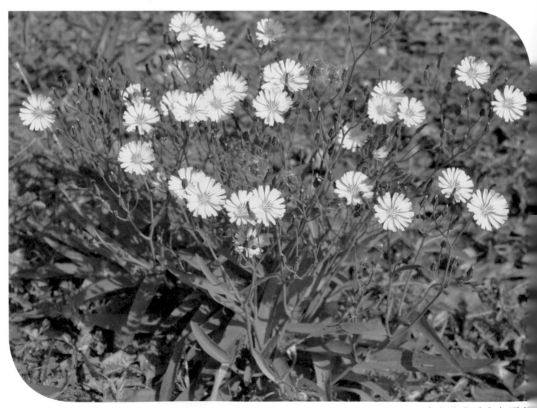

兔兒菜幾乎全年開花

| 驗方 |

(1) 治喉痛：水丁香（取其葉）、大號一支香、鼠尾癀、遍地錦、
小金英、鹽酸仔草各 20 公克，水煎服。

(2) 治風濕關節炎、腳痠、眼澀、高血壓：白芙蓉、大號牛乳埔
各 1 兩，小金英、紅雞屎藤、馬鞍藤、山梔子、有骨消、九
層塔、紅骨蛇、紅刺葱、藤根、七層塔、桑寄生各 5 錢，水
10 碗煎至 3 碗，再燉豬尾椎骨服。

(3) 治跌打：小金英、土川七、
秤飯藤頭、犁壁草、黃
金桂、燈秤仔頭各 40
公克，鐵牛入石、金
不換各 20 公克，半
酒水，燉赤肉服。

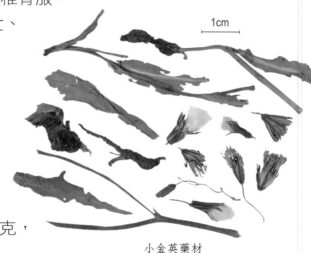
1cm

(4) 治腸炎：小金英、雞屎
藤、紅乳仔草、車前草、
鼠尾草、鳳尾草各 20 公克，
水煎服。

小金英藥材

(5) 治頸椎損傷、手腳麻：紅肉內葉刺、番仔刺、雙面刺、大風
草、大風藤、九層塔、血藤、白肉穿山龍、小金英、軟枝榕梧，
以上諸藥各適量，半酒水加排骨燉服。

編語

本品為臺灣民間苦茶之重要組成原料，另由臨床經驗及現代藥理研究
皆顯示小金英藥材具有抗癌作用，尤其是治療血癌、肺癌、肝癌、子
宮頸癌、乳癌、鼻咽癌、直腸癌等。

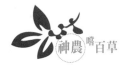

武靴藤

| **學名** | *Gymnema sylvestre* (Retz.) Schultes
| **分類** | 蘿藦科 (Asclepiadaceae)
| **分布** | 臺灣全境平野、山麓至低海拔矮林內自生，海濱亦可見。
| **別名** | 北武靴藤、北武靴、石南藤、羊角藤。
| **用部** | 根及粗莖。
| **性味** | 味微苦，性平。
| **功能** | 消腫、止痛、清熱、涼血、生肌、止渴。

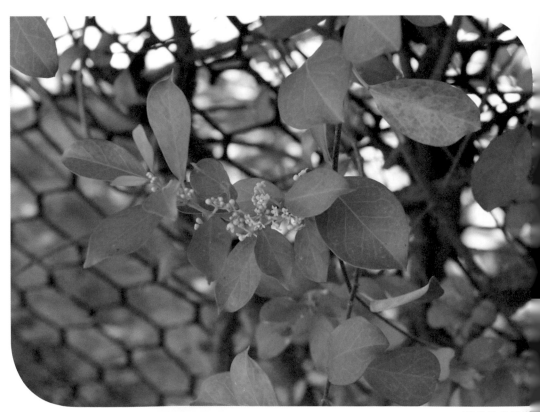

開花的武靴藤

| 驗方 |

(1) 減肥瘦身方：一花為（金銀花），二子為（女貞子、決明子），三葉為（荷葉、銀杏葉、杜仲葉）；其他還有黃耆、人參、川七、七葉膽（絞股藍）、武靴藤、山楂、白鶴靈芝、金錢薄荷等藥材各等量，甜菊少許，水煎，早晚服食或代茶飲。

(2) 治癰、疽、疔：武靴藤（根）30 公克、金銀花 15 公克，水煎服。

(3) 治無名腫毒、濕疹：武靴藤（根）30 公克、土茯苓 15 公克，水煎服。

(4) 治多種癌症：雙面刺、刺公母、武靴藤、山馬茶、蒼耳頭各 15 公克，大丁癀 9 公克，穿山甲、金銀花、皂角刺各 6 公克，上藥用黑糖煎水服。

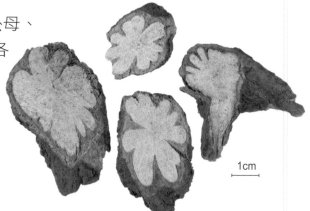

1cm

武靴藤藥材

編語

本品民間早已應用於降血糖，但近來國際間相關研究多以其原植物的葉為主，已證實武靴葉萃取物對於糖尿病患者有降血糖作用。武靴葉之應用乃源於印度醫學，印度人稱它為「gurmar」，意為「糖份殺手」。

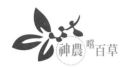
狗尾草

| 學名 | *Uraria crinita* (L.) Desv. ex DC.
| 分類 | 豆科 (Leguminosae)
| 分布 | 以栽培為主，臺中市大肚山山區及南投縣山區有大量種植。
| 別名 | 九尾草、狐狸尾、兔尾草、狗尾呆仔、通天草。
| 用部 | 根及粗莖，藥材稱「狗尾草」。
| 性味 | 味甘、微苦，性平。
| 功能 | 清熱止咳、散瘀止血、消癥解毒、開脾。

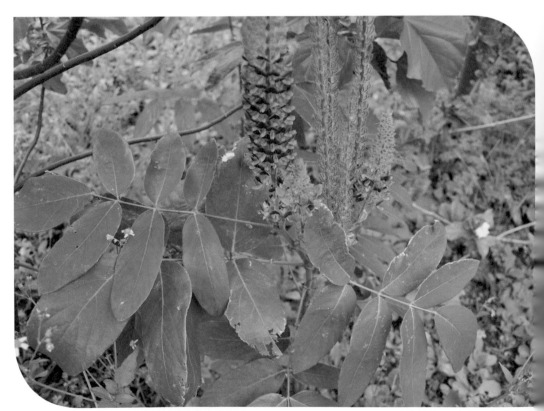

開花的狗尾草兼具觀賞價值

(1) 轉骨方：九層塔（頭）、黑面馬、
　　羊奶頭、益母草、狗尾草各適
　　量，水煎服。另方：九層塔、
　　狗尾草、當歸、川芎各適量，
　　加米酒燉排骨或雞鴨肉（男公
　　女母），半個月服1帖。

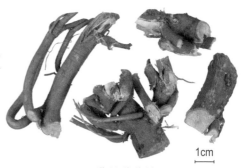

1cm

狗尾草藥材
（良品，以根為主）

(2) 藥燉鰻魚配方：當歸、黃耆，或另
　　加少量桂枝（壓味）、枸杞、
　　狗尾草、牛乳埔等。

(3) 狗尾草雞湯：狗尾草、雞1
　　隻、蛤蜊適量，一起燉煮。

(4) 九層塔茶（本配方能幫助轉
　　骨）：九層塔、狗尾草、過
　　山香、埔姜、朴仔皮、秤飯
　　藤、含殼仔草、鴨舌癀、四
　　季草（紙錢塹）等，用13碗

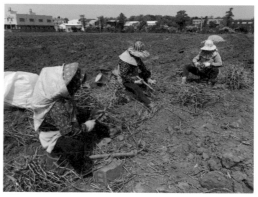

藥農正在採收狗尾草藥材

水（約2600 c.c.)煎成3碗半（約700 c.c.)，代茶飲用，早晚
各一碗。或去渣，加半碗米酒，燉雞肉，分二日服。

編
語

(1) 一般1年即採收。栽培到1年半，根部開始爛掉，怕濕。栽培到
　　2年亦可，但會減少收成。

(2) 栽培者認為紅土越紅，栽培成品藥效越佳，所以大肚山的紅土很
　　適合栽種狗尾草。

(3) 栽培狗尾草的土地，需休息2～3年，始可再種植狗尾草。所以，
　　需不斷移土地耕種。

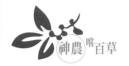

狗肝菜

學名	*Dicliptera chinensis* (L.) Juss.
分類	爵床科 (Acanthaceae)
分布	臺灣全境陰濕地路旁、田畔、草叢中。
別名	六角英、豬肝菜、羊肝菜、華九頭獅子草、金龍柄、青蛇仔。
用部	全草，藥材稱「六角英」。
性味	味微苦，性寒。
功能	清熱解毒、涼血利尿、清肝熱、生津。

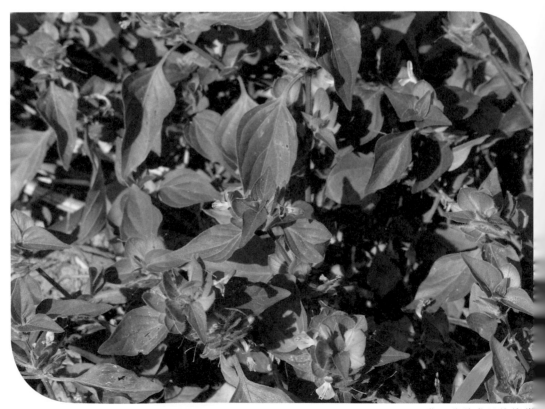

狗肝菜是常見的雜草

| 驗方 |

(1) 治肝炎、眼赤、牙浮火，兼血濁：珠仔草、六角英、黃水茄、
金針根、蒲公英、梔子根、萬點金、雙面刺、大丁癀、金線連、
羊角豆，以上諸藥各適量，水煎服。

(2) 治跌打、久年傷：六角英、鐵五爪龍、冷飯藤頭各 40 公克，
半酒水燉赤肉服。

(3) 治喉嚨痛：六角英 75 公克，水
煎服。

(4) 治眼紅：仙鶴草、葉下珠、
六角英、白雞冠花各適
量，水煎當茶飲。

(5) 治霍亂吐瀉：六角英
110 ～ 200 公克，半酒水
煎服，或煎紅糖服。

(6) 治肝硬化：大公英（指刀傷草）、
含殼仔草、仙鶴草、六角英、桶鉤
藤、葉下珠、一葉草、八卦草、清
明草、夏枯草，以上諸藥各適量，水煎服。

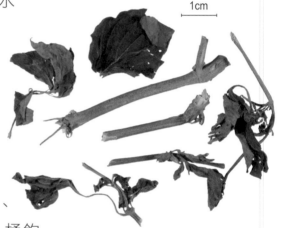

1cm

六角英藥材

編語

本品於嶺南地區，被稱為「本地羚羊」，凡有覺熱氣盛、肝火旺，服
之甚效，其性寒涼，專於散熱。

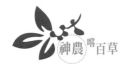
神農嚐百草

虎杖

| 學名 | *Polygonum cuspidatum* Sieb. & Zucc.
| 分類 | 蓼科 (Polygonaceae)
| 分布 | 臺灣中央山脈海拔 2,000 ～ 3,800 公尺地區
| 別名 | （土）川七、黃肉川七、臺灣三七、黃藥子、
　　　　苦杖、酸杖、雄黃連、陰陽蓮、活血龍。
| 用部 | 根及根莖。
| 性味 | 味微苦，性微寒。
| 功能 | 祛風利濕、散瘀止痛、止咳化痰。

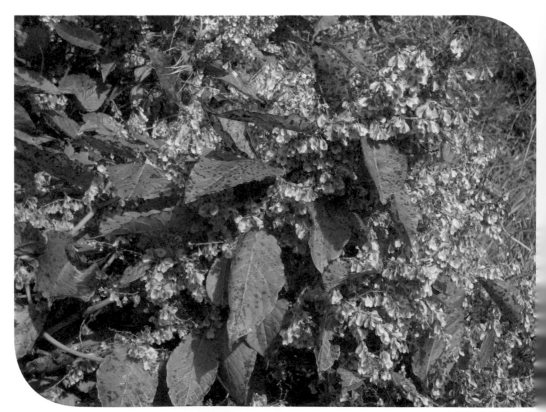

正處於果期的虎杖

| 驗方 |

(1) 治血脂肪高：虎杖 1 兩，加紅糖適量，以 5 碗水煎至 3 碗，
    當茶飲。

(2) 治三酸甘油酯高：仙草 1 兩，川續斷、虎杖各 5 錢，燉赤肉
    食用。

(3) 治打傷：虎杖、鐵牛入石、黃金桂、王不留行、紙錢塹各 5 錢，
    煎酒服。

(4) 治小兒發育不良：虎杖、
    芙蓉頭、王不留行、含
    殼仔草、九層塔各 1 兩，
    烏面馬頭 5 錢，半酒水
    燉雞服。

(5) 治盲腸炎：虎杖鮮根 5
    兩，加酒少許，水煎服。

(6) 治脂肪肝：虎杖、決明
    子各 1 兩，燉赤肉服。

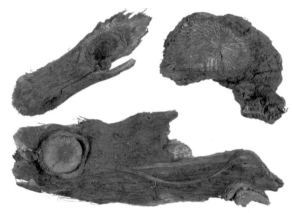

虎杖藥材   1cm

編語

民間視虎杖藥材為解氣血鬱之藥，凡結胸、瘀血、滯氣諸證，皆可配
用。虎杖應用於跌打，可代用中藥三七，因其為臺灣本地產，故又名
本川七、土三七；又因其對傷科疾病療效可媲美七厘散，亦別稱大七
厘、七厘。

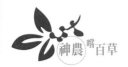

金鈕扣

| 學名 | *Acmella oleracea* (L.) R. K. Jansen
| 分類 | 菊科 (Compositae)
| 分布 | 臺灣中南部原野或田野溝旁自生。
| 別名 | 六神草、鐵拳頭。
| 用部 | 全草,以花序(六神花)為主。
| 性味 | 味辛、苦,性微溫。
| 功能 | 利尿、消腫、止痛。

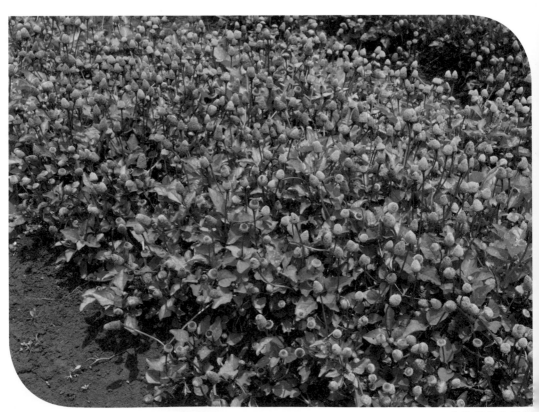

盛花期的金鈕扣

驗方

(1) 藥洗方：六神花、許氏草各 60 公克，由跋、拎樹藤、商陸各 15 公克，外用浸米酒 1 瓶，當傷科藥洗。

(2) 治烏腳病、發炎：六神花適量，浸米酒半年，塗抹患處。

(3) 治牙痛，局部麻醉劑：六神花 1 兩，用米酒 600 c.c. 浸泡 3 個月以上，塗抹患處。另方：六神花、紅花、海金沙、山芙蓉、釘地蜈蚣各適量，水煎服。

(4) 治疔瘡腫毒：六神花、石上柏、白花蛇舌草各適量，水煎服。

(5) 治灰指甲：六神花適量，浸泡等量的米酒，3 個月後即可塗抹灰指甲。

(6) 治口腔病變：六神花、白尾蜈蚣各適量，磨粉塗敷。

(7) 治帶狀疱疹：六神花、臺灣山豆根、大甲草各等量，泡 35 度米酒 6 個月後，濕敷患處，每日約更換 5 次。

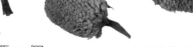

六神花藥材

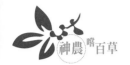
恆春山藥

| 學名 | *Dioscorea doryphora* Hance
| 分類 | 薯蕷科 (Dioscoreaceae)
| 分布 | 臺灣海拔 850 公尺以下地區均可栽培，見於低海拔山地及平野。
| 別名 | 恆春薯蕷。
| 用部 | 擔根體，藥材稱「山藥」。
| 性味 | 味甘，性平。
| 功能 | 補脾健胃、益肺、澀精縮尿。

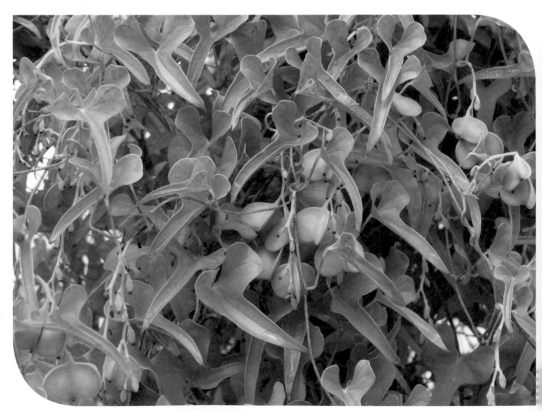

恆春山藥結果了

| 驗方 |

(1) 豐胸：鮮山藥、桂圓、薏仁、葡萄乾、糙米各適量，燉排骨吃。

(2) 治食慾不佳：山藥、龍眼乾各適量，煮食。

(3) 治腸胃悶痛：山藥 1 兩、當歸 5 錢、白豆蔻 3 錢，燉赤肉食用。

(4) 治虛弱、常感冒：鮮山藥 5 兩，鮮百合、薏仁各 2 兩，煮近
　　熟透時加（西）洋參 3 兩，再悶熟熄火。

(5) 治飛蚊症：鮮山藥 5 錢，（西）洋參 3 錢，桑椹、元參各 2 錢，
　　燉赤肉食用。

(6) 治耳鳴：山藥、龍眼乾各 1
　　兩，茯神、酸棗仁各 5
　　錢，燉赤肉食用。

(7) 治卵巢、輸尿管水瘤：
　　牛皮消、清明草、山
　　藥、臭茉莉、水茻根、
　　豬苓、茯苓、莪朮，以
　　上諸藥各適量，水 15 碗加
　　排骨煎至 3 碗。

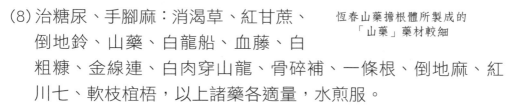

1cm

恆春山藥擔根體所製成的
「山藥」藥材較細

(8) 治糖尿、手腳麻：消渴草、紅甘蔗、
　　倒地鈴、山藥、白龍船、血藤、白
　　粗糠、金線連、白肉穿山龍、骨碎補、一條根、倒地麻、紅
　　川七、軟枝椬梧，以上諸藥各適量，水煎服。

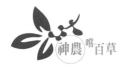

| 學名 | *Lablab purpureus* (L.) Sweet
| 分類 | 豆科 (Leguminosae)
| 分布 | 臺灣各地均有零星栽培
| 別名 | 藕豆、白扁豆、白肉豆、蛾眉豆、鵲豆、膨皮豆、藤豆、沿籬豆、羊眼豆。
| 用部 | 臺灣民間習慣使用藤莖，藥材稱「白肉豆根」。
| 性味 | 味微苦，性平。
| 功能 | 補腎、消渴、化濕和中。

扁豆

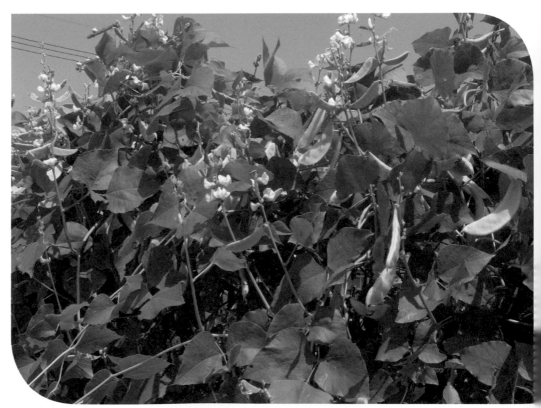

扁豆的幼嫩果實亦可供日常炒食用蔬菜

(1) 治婦女黃帶，調經理帶：白肉豆根、白粗糠、白龍船、白榭榴、白益母草、小本山葡萄、水茖根、澤蘭、定經草、白芍，以上諸藥各適量，二次米泔水 8 碗煎至 2 碗，燉豬粉腸，早晚飯前各吃一次。

(2) 治婦女白帶：白肉豆根、白粗糠、白虱母子頭、小本山葡萄各 1 兩，白龍船、白益母草、水茖根各 5 錢，二次米泔水 8 碗煎至 2 碗，燉豬腸一小時，早晚飯前各吃一次。

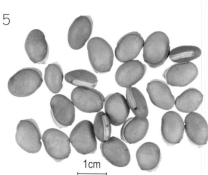

白肉豆根藥材

(3) 治小便白濁、腳痠：白肉豆根、（大號）牛乳埔、白肉穿山龍、小本山葡萄各 1 兩，清明草、山羊癀、軟枝椬梧、白馬屎、一條根、黃金桂、骨碎補各 5 錢，白芙蓉 3 錢，以上諸藥各適量，水 10 碗煎至 2 碗，燉豬公小肚二小時，早晚飯前服用。

(4) 治糖尿病：小本山葡萄、白龍船各 1 兩半，白肉豆根、小飛揚、白肉穿山龍、豬母乳、破布子、紅甘蔗各 1 兩，山澤蘭、臭茄錠各 5 錢，水 12 碗煎至 3 碗，再燉排骨一小時，早晚飯前、睡前服用。

中醫師習慣使用本植物的種子，藥材稱「白扁豆」。味甘、淡，性平。能健脾化濕、清暑止瀉，治脾虛生濕、食少便溏、暑濕吐瀉、消渴、煩渴胸悶、白帶過多。

(5) 治小孩夜尿：白肉豆根、小號山葡萄各 1 兩，白粗糠、白龍船、鐵包金、荔枝根、白雞冠花、（大號）牛乳埔、蔡鼻草各 5 錢，水 8 碗煎至 3 碗，再燉尾椎骨一小時，早晚飯前、睡前各服用一次。

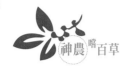
神農嚐百草

枸杞

| 學名 | *Lycium chinense* Mill.
| 分類 | 茄科 (Solanaceae)
| 分布 | 臺灣全境低海拔地區，生於山坡、田野向陽乾燥處，或見人家栽培。
| 別名 | 枸棘、天精、地精、明眼草、仙人杖、卻老、地骨、苦杞、甜菜、地仙公、枸繼、杞忌。
| 用部 | 臺灣民間習慣使用根，藥材稱「枸杞根」（土地骨）。
| 性味 | 味甘，性寒。
| 功能 | 涼血、解毒、消炎、去骨火、清肺熱。

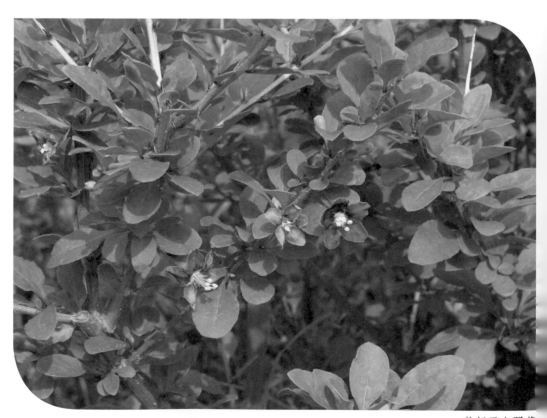

枸杞正在開花

(1) 治白內障：小號山葡萄 1 兩半，千里
　　光、枸杞根、牛乳房、狗屎烏、草決
　　明各 1 兩，羊角豆 5 錢，水 8 碗煎至
　　2 碗，再燉雞肝（連膽）2 付，早晚飯
　　前服用。

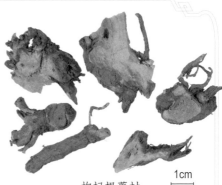

枸杞根藥材

1cm

(2) 治眼睛濛霧、流目油：枸杞根、大號
　　牛乳埔、山葡萄、葉下珠、羊角豆、
　　千里光、七層塔各 1 兩，草決明、菊
　　花、白虱母子頭、龍眼肉各 5 錢，
　　水 12 碗煎至 3 碗，燉雞肝（連膽），
　　早晚飯後、睡前服用。

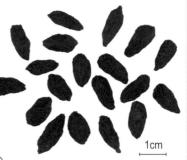

1cm

中醫師習慣使用本植物的果
實，藥材稱「枸杞子」。味
甘，性平。能滋腎、潤肺、
補肝、明目，治肝腎陰虛、
腰膝酸軟、目眩、消渴、遺
精。

(3) 治飛蚊症：枸杞根、大號牛乳埔、山葡萄、
　　羊角豆、七層塔、千里光各 1 兩，白虱母子
　　頭、菊花、草決明各 5 錢，水 10 碗煎至 3 碗，
　　燉雞肝（連膽），早晚飯後、睡前服用。

(4) 夢遺：大號牛乳埔 1 兩，枸杞根、山葡萄、
　　雞血藤、白刺杏各 5 錢，淮山、山羊癀、清明草、蔡鼻草各 3
　　錢，二次米泔水 8 碗煎至 2 碗，燉豬小腸，早晚飯前服用。

(5) 治糖尿病、口乾、疲倦：枸杞根、咸豐草、紅乳仔草、白豬母乳、
　　煮飯花頭、腰子草、含羞草、倒地鈴、白龍船、五爪金英、小本山
　　葡萄、忍冬藤，以上諸藥各適量，水煎，早晚飯前、睡前服用。

(6) 治低血壓，兼四肢無力、痠痛：大號牛乳埔、白龍船、白肉豆根、
　　黃金桂、雞角刺、山葡萄各
　　1 兩，枸杞根、雞血藤、白
　　肉穿山龍各 5 錢，水 8 碗煎
　　至 3 碗，再燉豬尾椎骨，早
　　晚飯前、睡前服用。

編語

本品別稱「土地骨」，乃為
了與「地骨皮」（枸杞之根
皮）區別。

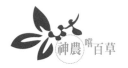

柿

| 學名 | *Diospyros kaki* Thunb.
| 分類 | 柿樹科 (Ebenaceae)
| 分布 | 臺灣各地作果樹栽培。
| 別名 | 牛心梨、柿仔、紅柿、朱果。
| 用部 | 宿存花萼，藥材稱「柿蒂」。
| 性味 | 味苦、澀，性平。
| 功能 | 降逆下氣。

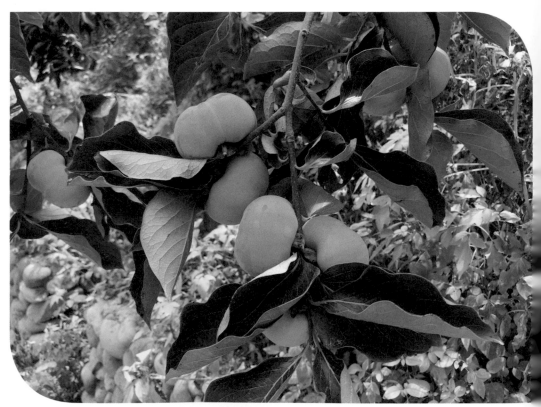

柿為常見果樹之一

| 驗方 |

(1) 治胃寒引起之呃逆：（公）丁香、柿蒂各 2 錢，人參 1 錢，生薑 5 片，水煎服。此方稱「丁香柿蒂湯」，能補氣溫中、降逆止呃，治體虛久病、胃中虛寒所致之呃逆、嘔吐、腹脹、納呆、舌淡苔白、脈沈虛等症，為降逆止呃之要方。

(2) 其他治呃逆方：

● 柿蒂 9 公克，水煎服。

● 代赭石 30 公克，柿蒂 15 公克，薑半夏、公丁香各 9 公克，水煎服。

● 柿蒂（燒灰存性）適量，為末。黃酒調服，或用薑汁、砂糖等分和勻，燉熱徐服。

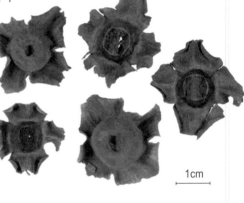

1cm

柿蒂藥材

(3) 治百日咳：柿蒂 4 錢（陰乾），烏梅核中之白仁 10 個（細切），加白糖 3 錢，用水二杯，煎至一杯。一日數回分服，連服數日。

(4) 治血淋：柿蒂（燒灰存性），為末。每服 2 錢，空心米飲調服。

(5) 治血崩：柿蒂 5 枚，燒炭存性研末，用黃酒沖服，忌食辣椒、酒等。

(6) 治傷寒嘔噦不止：柿蒂 7 枚、白梅 3 枚，粗搗篩，只作一服，用水一盞，煎至半盞。去滓溫服，不拘時。

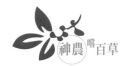
神農嚐百草

苦瓜

| **學名** | *Momordica charantia* L.
| **分類** | 葫蘆科 (Cucurbitaceae)
| **分布** | 臺灣各地可見栽培。
| **別名** | 涼瓜、錦荔枝、癩葡萄、紅姑娘、癩瓜。
| **用部** | 莖及根,藥材稱「苦瓜頭(苦瓜根)」。
| **性味** | 味苦,性寒。
| **功能** | 清(濕)熱、解毒。

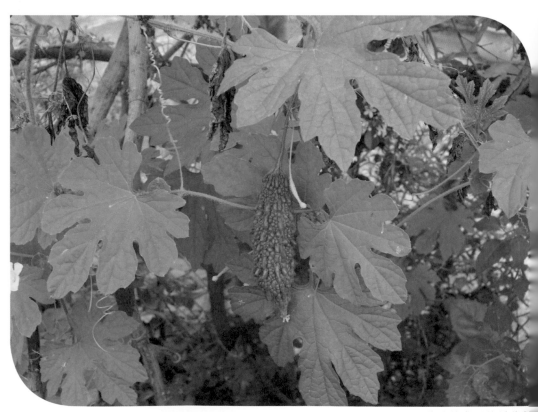

苦瓜是常見的果菜類

| 驗方 |

(1) 治血壓高、腎水泡：藤根、哈哼花（家蛇草）、苦瓜頭、枸杞根、萬點金、風不動、白茅根、水芺根、蔡鼻草，水 15 碗煎至 4 碗，加冰糖，當茶飲，忌食刺激性食物。

(2) 治痢疾腹痛、滯下黏液：苦瓜頭 2 兩、冰糖二兩，加水燉服。

(3) 治大便帶血：苦瓜頭 2 兩，水煎服。

(4) 治腸炎、阿米巴痢疾、結腸炎、消化不良：苦瓜頭 30 公克，白糖適量，水煎服。

(5) 治疔瘡：苦瓜頭研末，調蜂糖（即蜂蜜）敷。

(6) 治風火牙痛：（新鮮）苦瓜頭適量，搗爛敷「下關穴」。

(7) 治白喉：（新鮮）苦瓜頭、（新鮮）莧菜根各 30 公克，搗爛，沖米泔水服。

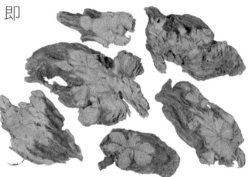

苦瓜頭藥材

1cm

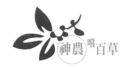

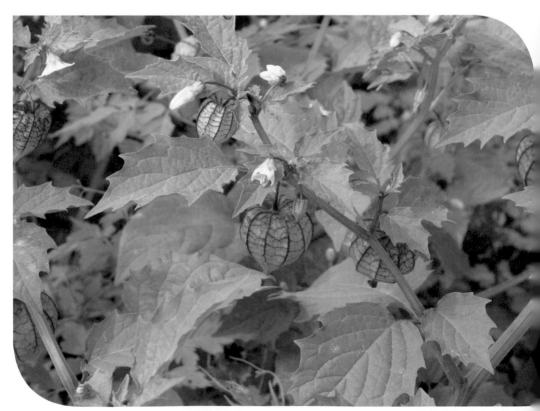

| 學名 | *Physalis angulata* L.
| 分類 | 茄科 (Solanaceae)
| 分布 | 臺灣全境低海拔之山野、田園及荒廢地間，蘭嶼也有。
| 別名 | 燈籠草、（豎叢）炮仔草、蝶仔草。
| 用部 | 全草，藥材稱「燈籠草」。
| 性味 | 味酸、苦，性寒。
| 功能 | 清熱解毒、消腫散結。

苦蘵

苦蘵為鄉間常見的雜草

| 驗方 |

(1) 治咽喉紅腫疼痛：新鮮苦蘵，洗淨，切碎，搗爛，絞取自然
汁一匙，用開水沖服。

(2) 治百日咳：苦蘵 5 錢，水煎，加適量白糖調服。

(3) 治牙齦腫痛：苦蘵 8 錢，煎水含漱。

(4) 治濕熱黃疸、咽喉紅腫疼痛、肺熱咳嗽、熱淋：苦蘵 5 ～ 8 錢，
水煎服。

(5) 治水腫（陽水實證）：苦蘵 1 兩至 1 兩 5
錢，水煎，分作二次，飯前口服。

(6) 治指疔：苦蘵鮮葉搗爛敷患
處，一日換二、三次。

(7) 治天疱瘡：苦蘵（莖葉)3 ～
4 兩，煎水洗，一日二次。
（鮮草更好）

(8) 治大頭風、頭面浮腫放亮、
起疙瘩塊、作癢：苦蘵（莖葉)2
兩，煎水，放面盆內，用布圍住熏之。
（鮮草更好）

1cm

燈籠草藥材

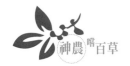

飛龍掌血

| **學名** | *Toddalia asiatica* (L.) Lamarck
| **分類** | 芸香科 (Rutaceae)
| **分布** | 臺灣全境平野、山麓至中海拔以下山區。
| **別名** | 細葉黃肉刺、黃樹根藤、見血飛。
| **用部** | 根及藤莖（亦稱古月根、胡椒刺）。
| **性味** | 味辛、苦，性溫。
| **功能** | 散瘀止血、祛風除濕、消腫止痛。

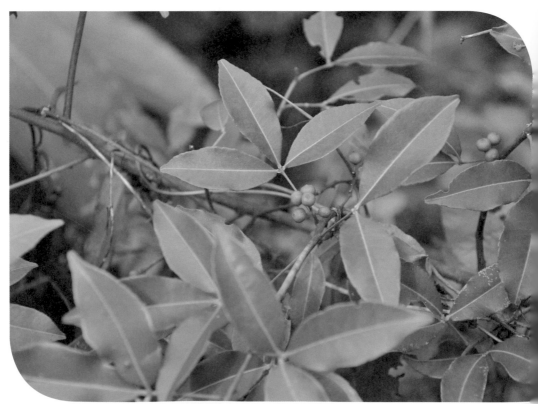

飛龍掌血始載於清朝名著《植物名實圖考》

| **驗方** |

(1) 治風濕關節痛：飛龍掌血 12 公克，五加皮、牛膝、石楠藤各 15 公克，松節 9 公克，水煎服。另方：飛龍掌血 (根)30 公克，白糖適量，水煎服，連服 1 周。

(2) 治外傷性腫痛：飛龍掌血 1,000 公克、大黃 500 公克、紅花 250 公克，拌勻後泡入 20 公斤白酒中，浸泡半月，去渣過濾備用。若單純性軟組織損傷，視腫痛範圍大小，採用 3 ～ 4 層紗布，浸透藥液後平敷於患處，然後用繃帶包紮固定，每日一換。若屬閉合性骨折，待整復成功後，再將藥液慢慢滲透到內層繃帶上，然後上夾板固定，或先上夾板，再將藥液從夾板之間的縫隙浸入，1 日 1 次。在外敷時配合紅外線照射則效果更佳。

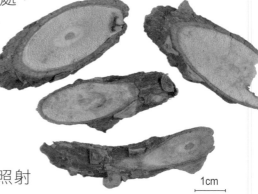

1cm

飛龍掌血藥材

(3) 治毒瘡：飛龍掌血 (根皮)、雄黃各 3 公克，冰片 1.6 公克，各研細末，調蛋黃油，外搽瘡毒，或將飛龍掌血粉放在膏藥中，貼瘡，可提膿。

(4) 治腹痛：飛龍掌血 9 公克、青木香 6 公克，水煎服。

(5) 治經閉：飛龍掌血 9 ～ 15 公克，水煎服。

(6) 治跌打損傷：飛龍掌血 (根)30 ～ 60 公克，烏藥 15 公克，水煎加酒少許，日服 1 劑，連服 2 ～ 3 天。

(7) 治外傷疼痛、肋間神經痛：飛龍掌血 15 公克，水煎服或泡酒服。

(8) 治跌打損傷、血滯經閉：飛龍掌血、大血藤、川牛膝各 60 公克，紅花 15 公克，泡酒，每服 5 ～ 15 公克。

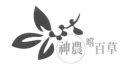

香附

| 學名 | *Cyperus rotundus* L.
| 分類 | 莎草科 (Cyperaceae)
| 分布 | 臺灣全境平野至低海拔常見雜草。
| 別名 | 土香、莎草、香頭草、肚香草。
| 用部 | 塊莖，藥材稱「香附 (子)」。
| 性味 | 味辛、微苦、甘，性平。
| 功能 | 理氣解鬱、止痛調經。

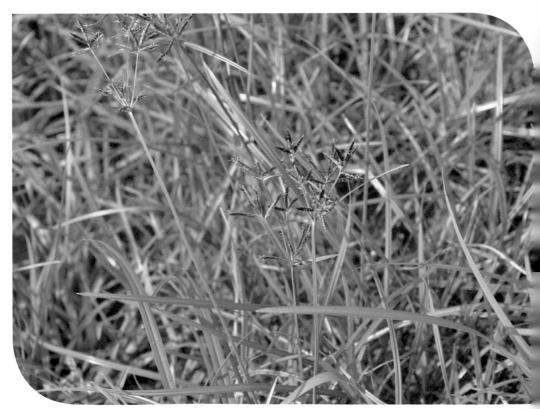

香附是不顯眼的雜草，卻具有良好的藥用價值。

(1) 治盲腸炎：香附、小金英、白芍、桃仁、防風、赤茯苓各8公克，
當歸4公克，細辛2公克，冬瓜糖12公克，水煎代茶飲。

(2) 治氣滯血瘀，婦女閉經：益母草、熟地、當歸各3錢，香附、
鬱金、澤蘭、柴胡、川芎、白术、茯苓、紅花、白芍各2錢，
甘草1錢，將所有藥材合煎3次後合併藥液，每天服用1劑，
分早、中、晚3次服用。

(3) 治痛經：（生）香附、艾葉各20公
克，川椒6公克，將以上藥物
共研為細末，炒熱後以布包裹
敷於腹痛處，每日換敷數次。

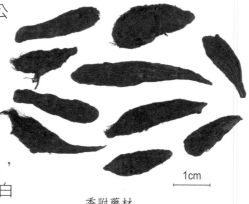

(4) 治心氣痛、腹痛、少腹痛、血
氣痛不可忍者：香附子2兩，蘄
艾（葉）5錢。以醋湯同煮熟，去艾，
炒為末，米醋糊為丸梧子大。每白
湯服五十丸。（《瀕湖集簡方》）

1cm

香附藥材

(5) 治偏正頭痛：香附4兩、川芎2兩，將這兩種藥材烘乾，研末，
用茶調服。

編語

香附為中醫婦科要藥，已被證實具有抑制子宮收縮、弛緩子宮緊張之
作用，對於月經不調、經痛均有效。

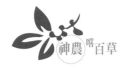

神農嚐百草

夏枯草

| 學名 | *Prunella vulgaris* L.var. *asiatica* (Nakai) Hara
| 分類 | 唇形科 (Labiatae)
| 分布 | 臺灣北部、中部海拔 1,500 公尺以下地區。
| 別名 | 大本夏枯草、大頭花。
| 用部 | 果穗，藥材稱「夏枯草」。
| 性味 | 味苦、辛，性寒。
| 功能 | 清肝、散結、消腫。

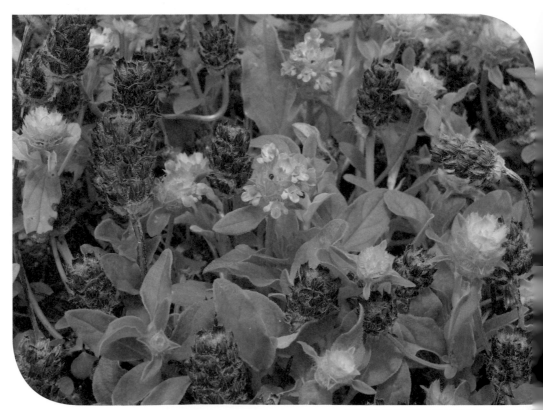

夏枯草因每到夏至即開始枯萎而得名

| 驗方 |

(1) 肺癰：萬點金、魚腥草、蒲公英、三腳破各 1 兩，石壁癀、
六角英、水丁香、夏枯草各 5 錢，水 8 碗煎至 2 碗，燉排骨
一小時，早晚飯後服用。

(2) 治肝血管瘤：夏枯草 1 兩，牡丹皮、赤芍各 3 錢，燉青殼鴨
蛋服用。

(3) 治低血壓、失眠，兼頭痛：七層塔、夏枯草、帽仔盾、艾頭、
七葉埔姜、金錢薄荷、豨薟草、小
金英各 1 兩，清明草 5 錢，水
16 碗煎至 6 碗，二日份，一
日 3 次當茶飲。

(4) 治脂肪肝、膽管炎：黃水
茄、鈕仔茄、七層塔、鼠尾
癀、千層塔、桶鉤藤、珠仔草
各 1 兩，夏枯草、石上柏、八角
蓮、仙楂各 5 錢，水 15 碗煎 90 分
鐘，當茶飲。

1cm

夏枯草藥材

(5) 治子宮肌瘤：白英、大薊（根）、夏枯草各 1 兩，燉青殼鴨蛋，
一天分兩次服，連服 15 天。

(6) 早期高血壓：杜仲、夏枯草、黃芩各 3 錢，水加黑糖煎，每
天兩次，每次 1 碗。

(7) 治甲狀腺亢進：夏枯草、蒲公英各 1 兩，燉青殼鴨蛋吃。

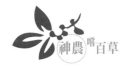

射干

| **學名** | *Belamcanda chinensis* (L.) DC.
| **分類** | 鳶尾科 (Iridaceae)
| **分布** | 臺灣多作園藝觀賞栽培。
| **別名** | 開喉箭、扇子草、野萱花、交剪草。
| **用部** | 根莖。
| **性味** | 味苦，性寒。
| **功能** | 清熱解毒、利咽喉、降氣祛痰、散血。

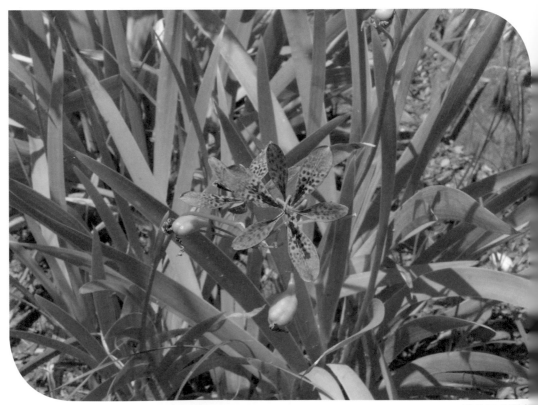

射干正在開花

| 驗方 |

(1)治治甲狀腺腫大：七里膽（即爵床科的鯽魚膽）、金銀花、射干、七葉一枝花、釘地蜈蚣、山芙蓉、大青各1兩，水8碗煎至2碗，再燉青殼鴨蛋一小時，早晚飯後服用。鴨蛋若不吃，需於患部滾動。

(2)治帶狀疱疹引起神經痛：刺波、射干、十大功勞、大青、鯽魚膽、釘地蜈蚣、水丁香、丁豎杇，以上諸藥各適量，水煎剩2碗，再燉青殼鴨蛋食用。

(3)治口腔發炎：葉下珠、爵床、（豎欉）炮仔草各1兩，山馬蹄、射干各5錢，遍地錦4錢，水6碗煎至3碗，當茶飲。

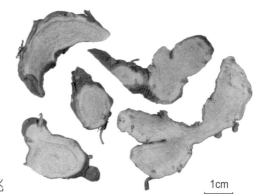

射干藥材

(4)治喉嚨痛：射干、黃花蜜菜、炮仔草、桑葉、遍地錦、月桃頭，以上諸藥各適量，水煎加冰糖服用。

(5)治淋巴腫瘤：夏枯草、半枝蓮、白英、石上柏、臭茉莉、炮仔草、射干、桑白皮、牛樟菇、（白花）紫茉莉頭，以上諸藥各適量，水煎服。

(6)治甲狀腺亢進、甲狀腺腫，兼眼突：夏枯草、炮仔草、七層塔、射干、雙面刺、武靴藤、（白花）紫茉莉頭、蒲公英、大號牛乳埔、淮山，以上諸藥各適量，水煎加黑糖服。

臺灣常用中草藥

93

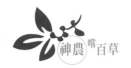

桂花

| 學名 | *Osmanthus fragrans* Lour.
| 分類 | 木犀科 (Oleaceae)
| 分布 | 臺灣各地多作觀賞栽培。
| 別名 | 木犀、銀桂、巖桂、丹桂。
| 用部 | 根或根皮，藥材稱「桂花根」。
| 性味 | 味辛、甘，性溫。
| 功能 | 發表散寒、祛風止癢、健胃。

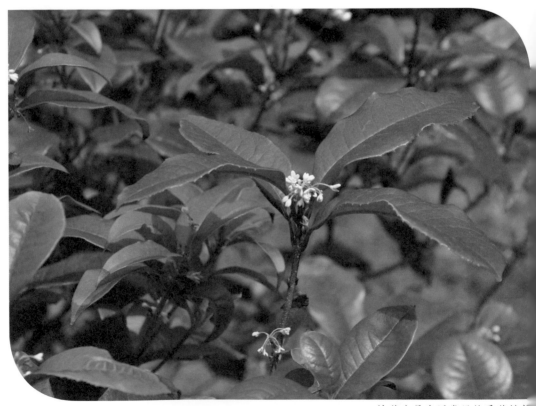

桂花也是生活常見的香花植物

| 驗方 |

(1) 治消化性潰瘍：桂花根、橄欖根各 30 公克，另加豬皮 30 公克，水煎服。另方：橄欖根、桂花根、月桃根各 2 兩，煮水喝。

(2) 治胃腸疼痛：桂花根、白橄欖根、南薑、青木香、倒地拱、倒吊金鐘，以上諸藥各適量，水 8 碗煎至 2 碗半，分三次當茶飲。

(3) 治胃病：桂花根、狗尾草、大號牛乳埔各 2 兩，紅棗 15 粒，煮水喝。

(4) 治虛火牙痛：桂花根、野薑花、地骨皮各 2 兩，煎水或燉五花肉服。

(5) 治風濕麻木及腰痛：桂花根（粗皮）1 斤、麻油半斤、炒黃丹半斤，熬膏（黃丹要去渣後才下），取出冷後，貯入磁罐中。（用時火燉化，攤貼）

桂花根藥材

(6) 治胃下垂、胃出血：佛手根 2 兩，桂花根、橄欖根、梅樹根各半兩，共研為末，分三次服下。

(7) 治腸風下血：香椿皮 12 公克，桂花根、仙鶴草、槐花各 9 公克，水煎服。

(8) 治牙痛：野菊花、地骨皮各 15 公克，桂花根 9 公克，細辛 3 公克，水煎服。

編語

本植物是庭園中常被栽植的樹種，因為桂與「貴」諧音，人們認為有象徵富貴之意，所以在一些傳統的吉祥圖案中，桂花自然也是不可少的角色囉！例如：以蓮花搭配桂花，即構成了「連生貴子」的吉祥圖，而取芙蓉花與桂花所構成的圖案，則稱「夫榮妻貴」，由此可知桂花受民間歡迎的程度。

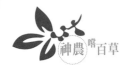

烏芙蓉

| 學名 | *Limonium wrightii* (Hance) Kuntze
| 分類 | 藍雪科 (Plumbaginaceae)
| 分布 | 臺灣東南部、蘭嶼、綠島岩岸海濱可見。
| 別名 | 海芙蓉、黑芙蓉。
| 用部 | 全草，藥材稱「海芙蓉」。
| 性味 | 味甘、鹹，性溫。
| 功能 | 祛風除濕、軟堅消腫、降壓。

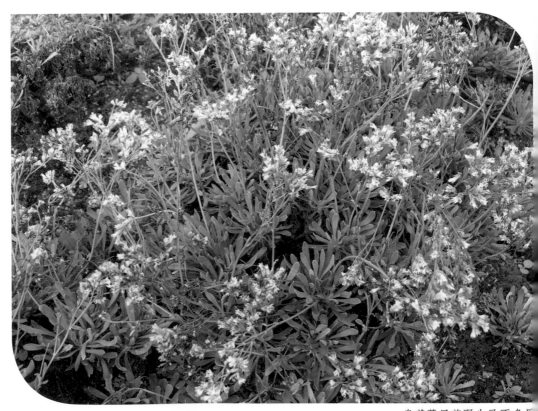

烏芙蓉目前野生已不多見

| 驗方 |

(1) 治骨刺：海芙蓉、破布子根、紅川七、大號牛乳埔、軟枝椬梧、
一條根各 1 兩，蔡鼻草、鳥不宿各 3 錢，水 8 碗煎至 2 碗，
再燉豬尾椎骨一小時，早晚飯前服用。另方：威靈仙、番仔刺、
紅刺蔥、紅骨蛇、椬梧、大風藤、黃金桂、一條根、海芙蓉、
臭茄錠、風不動、穿山龍、桑寄生、白肙骨消、王不留行，
10 碗水加 3 碗米酒，加豬尾冬骨熬成 4 碗。

(2) 治月內風：走馬胎、朴仔樹頭、
桑寄生、椬梧、九層塔、
雞屎藤、海芙蓉、土
煙頭，以上諸藥各
適量，半酒水燉雞
肉，每次吃 1 碗。

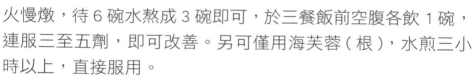

海芙蓉藥材

1cm

(3) 治變形性關節炎：海
芙蓉(根)4 兩，去葉留莖，
莖可摻入，與豬腳 1 隻，用文
火慢燉，待 6 碗水熬成 3 碗即可，於三餐飯前空腹各飲 1 碗，
連服三至五劑，即可改善。另可僅用海芙蓉（根），水煎三小
時以上，直接服用。

(4) 治咳嗽：海芙蓉 3 兩，加冰糖，水煎服。

(5) 治坐骨神經痛：白紫蘇、海芙蓉、一條根、白肉穿山龍各 2 兩，
水 6 碗、酒 2 碗煎至 4 碗，兩天份。

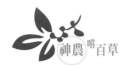

臭杏

學名	*Chenopodium ambrosioides* L.
分類	藜科 (Chenopodiaceae)
分布	臺灣全境平野的荒地、路旁常見群生。
別名	臭川芎、蛇藥草、土荊芥、臭草、殺蟲芥、狗咬癀、白冇癀。
用部	根及粗莖，藥材稱「臭川芎」。
性味	味辛、苦，性溫，有小毒。
功能	祛風除濕、殺蟲止癢、通經活血。

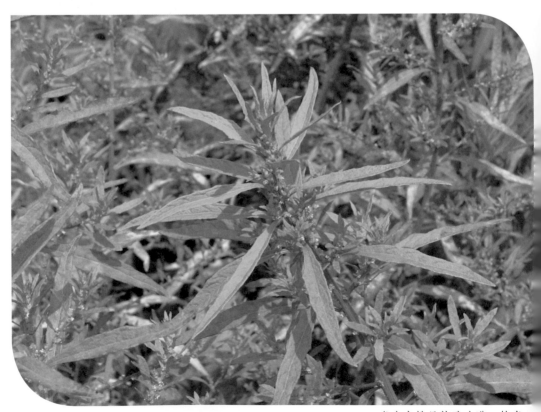

臭杏全株具特殊味道，故名。

(1) 治跌打損傷：臭川芎、尖尾風各 40 公克，半酒水燉赤肉服。
亦可各取鮮品等份，共搗，加酒少許，外推患處。

(2) 治頭痛：臭川芎、蚊仔煙頭、土煙頭、艾頭各 20 公克，煎水服。

(3) 治蛇傷：臭川芎 160 公克，煮酒服。

(4) 清血油、通血路，腦中風復健方：牛頓棕、金線連、金錢薄荷、
假人參、黃藤、老公鬚各 1 兩，臭川芎 5 錢，甘草 3 錢，水 8
碗慢火煎至 2 碗，早晚各一
碗溫服。

(5) 治關節骨膜受傷：臭川芎、
秤飯藤、艾草、薑、蔥根，
以上諸藥各適量（皆不水
洗），炒後敷患處。

(6) 治手麻：臭川芎、秤飯藤、
六月雪、（紅骨）含殼草各
適量，全酒煮後泡手。

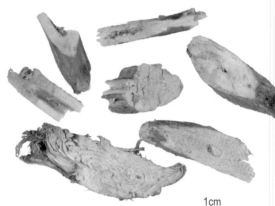

1cm

臭川芎藥材

編語

本品因治蛇傷出名，故民間稱它為蛇藥草、蛇藥、蛇草。

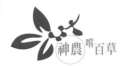

荔枝

| **學名** | *Litchi chinensis* Sonnerat
| **分類** | 無患子科 (Sapindaceae)
| **分布** | 臺灣全境平地至山地廣為栽培，中、南部尤多。
| **別名** | 奶雞（台語）、離枝、麗枝、荔支、丹荔、火山荔、勒荔。
| **用部** | 果皮，藥材稱「荔枝殼」。
| **性味** | 味苦，性涼。
| **功能** | 清心降火、解荔枝熱、除濕收斂。

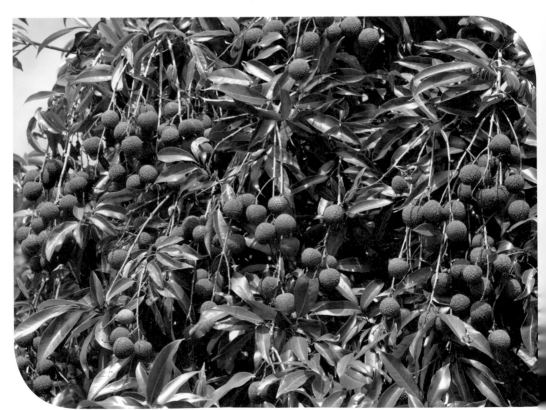

荔枝結實纍纍

| **驗方** |

(1) 治產婦月內因食補過於燥熱，所致心煩、口渴、身熱，且體質偏虛者：荔枝殼 20 枚，煮水當茶飲。

(2) 荔枝殼醋方：荔枝殼、醋各適量，將醋置於荔枝殼內，殼下用小火加熱，使醋煮沸，待冷卻後滴耳，每日數次，膿多者先洗耳再滴耳。此方能化毒消膿、行氣收斂，治中耳炎。

(3) 治產後口渴：觀音串、荔枝殼各一把，加 2,000 c.c. 水煮滾，再轉小火續煮 30 分鐘即可當茶飲用。

(4) 治赤白痢：橡實殼、甘草、荔枝殼、石榴皮，以上諸藥等分，細銼。每服半兩，水一盞半，煎至八分，去滓溫服。(《普濟方》橡實散)

(5) 治血崩：荔枝殼燒灰存性，研末。好酒空心調服，每服二錢。另方：荔枝殼 30 公克，水煎服。

(6) 解食荔枝過多，腹脹消化不良：荔枝殼適量，水煎服。

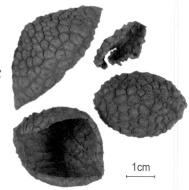

1cm

荔枝殼藥材

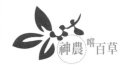

馬甲子

學名	*Paliurus ramosissimus* (Lour.) Poir.
分類	鼠李科 (Rhamnaceae)
分布	臺灣低海拔山區之灌叢中。
別名	白棘、石刺仔、牛港刺、鐵籬笆。
用部	粗莖及根，藥材稱「牛港刺」。
性味	味苦，性平。
功能	祛風濕、散瘀血、解毒。

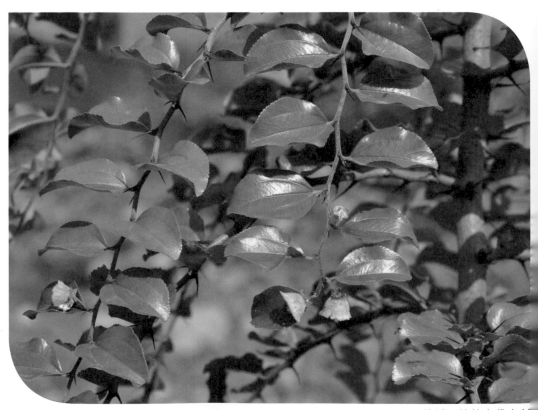

馬甲子植株上帶有刺

| 驗方 |

(1) 治心悸：牛港刺 4 兩、清明草 5 錢，加豬心 1 個，燉服。

(2) 治風濕疼痛：牛港刺（根）浸酒，內服外擦。另方：馬尾絲、狗頭芙蓉、大號牛乳埔、牛港刺、番仔刺各適量，燉排骨服用。

(3) 治牙疔、牙齦炎：牛港刺（根）、山芙蓉各 30 公克，水煎服。

(4) 治癰疽腫毒：牛港刺（根）1 兩，水煎服。

(5) 治腸風下血：牛港刺（根）2 兩，同豬肉煲服。

說明

便血分為 (1) 先血後便為近血，謂其血即聚於大腸，去肛門近，故曰近血，此有兩等證治，一為臟毒下血，一為腸風下血。(2) 先便後血為遠血，謂其血在胃中，去肛門遠，故便後始下，因名遠血，即古所謂陰結下血也。

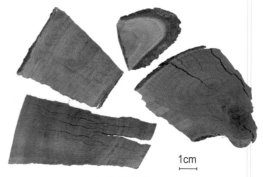

1cm

牛港刺藥材

(6) 治習慣性頭痛：大風草 2 兩，牛港刺、白埔姜各 1 兩，刺桐、艾頭、帽仔盾、絲瓜絡、生毛將軍各 5 錢、燉豬腦服。

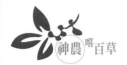

| **學名** | *Dichondra micrantha* Urban
| **分類** | 旋花科 (Convolvulaceae)
| **分布** | 臺灣全境低海拔地區，生路邊、草叢、牆下等半陰濕處。
| **別名** | 馬茶金、茶金、小金錢草、黃疸草。
| **用部** | 全草。
| **性味** | 味苦、辛，性涼。
| **功能** | 清熱解毒、利濕退黃、祛風消炎。

馬蹄金

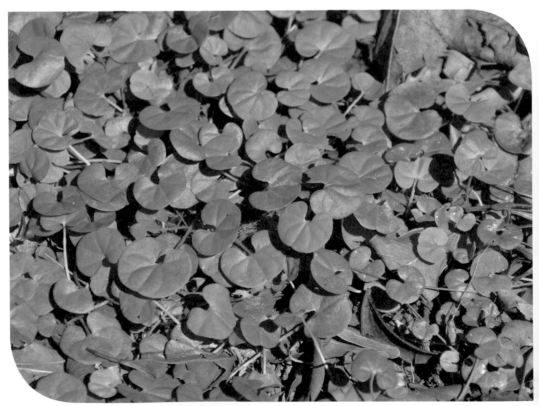

馬蹄金是常見雜草之一

| 驗方 |

(1) 小兒解熱：馬蹄金 20 公克，水煎代茶。

(2) 治糖尿病、高血壓：(新鮮) 馬蹄金、(新鮮) 白茅根各 250 公克、玉米鬚 150 公克，水煎服。

(3) 固本通經：牌錢樹、金錢薄荷、鴨舌癀、白花益母草、含殼草、無頭土香、艾頭、馬蹄金、白肉豆根，以上諸藥各適量，水 15 碗煎至 3 碗，加 1 碗米酒燉排骨，若經前一星期加澤蘭。

(4) 治胃脹氣：(新鮮) 馬蹄金 1 兩，冰糖 3 錢，煎湯內服，剩餘藥渣可外敷。

(5) 治風濕病：馬蹄金、觀音串、刺波頭各 30 公克，紅乳仔草 20 公克，射干 2 片，半酒水煎服。

1cm

馬蹄金藥材

(6) 治黃疸型肝炎：馬蹄金、大青葉各 1 兩，丹參 5 錢，車前草 3 錢，水煎服，每日一劑，亦可研末以開水沖服，每次 15 公克，一日三次；此方減去丹參可治腎炎。

(7) 腎結石：馬蹄金 2 兩、天胡荽 1 兩，水煎服，每日兩劑。

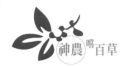

密花苧麻

| 學名 | *Boehmeria densiflora* Hook. & Arn.
| 分類 | 蕁麻科 (Urticaceae)
| 分布 | 臺灣全境海拔 1,600 公尺以下平野、山坡、溪岸、河岸、陰濕及荒廢地。
| 別名 | 紅水柳、山水柳、水柳癀、水柳仔、蝦公鬚、粗糠殼、木苧麻。
| 用部 | 根及莖，藥材稱「紅水柳」，為祛風良藥。
| 性味 | 味甘、澀，性平。
| 功能 | 祛風止癢、利水調經。

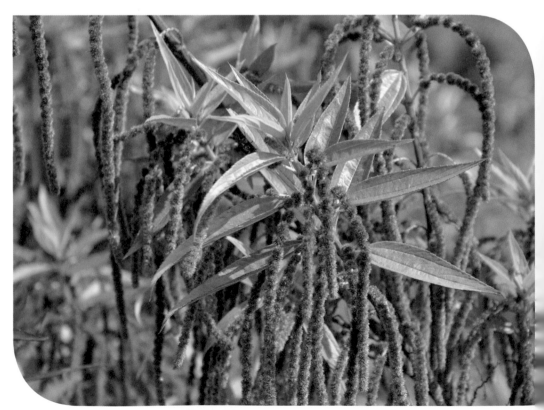

密花苧麻的果實密被短柔毛

(1) 頸、肩、膏肓痠痛，頭風痛：紅水柳、大風藤、七葉埔姜、艾頭、桑寄生、桑枝、軟枝椬梧、一條根、雞血藤、黃金桂、紅骨蛇、紅川七，以上諸藥各適量，水煎服。

(2) 治感冒、產婦腰酸、月內風：紅水柳 5 兩，半酒水燉赤肉服。亦可搭配觀音串、紅骨蛇、益母草、吊風藤、哆哖頭等藥材使用。

(3) 治感風、骨酸：紅水柳 1 兩，鈕仔茄、倒吊風、雞屎藤、土煙頭、王不留行各 5 錢，水煎服。

(4) 治手風、骨酸、頭風：紅水柳、三腳鱉、山葡萄、黃水茄各 1 兩，半酒水煎服。

1cm

紅水柳藥材

(5) 治感冒、咳嗽、鼻塞：紅水柳、魚腥草、萬點金、大風草、土煙頭、蔡鼻草、一枝香、山瑞香，以上諸藥各適量，水煎服。

編語

本品為臺灣民間治婦科病之要藥，其性平和，功似當歸（古籍載當歸能治一切風），專治月內風。

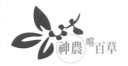

崗梅

| 學名 | *Ilex asprella* (Hook. & Arn.) Champ.
| 分類 | 冬青科 (Aquifoliaceae)
| 分布 | 臺灣低至中海拔 1,800 公尺處，常見於次生林緣野徑旁。
| 別名 | 燈稱花、釘秤仔、萬點金、梅葉冬青、（北）山甘草。
| 用部 | 根及粗莖，藥材稱「萬點金」。
| 性味 | 味苦、甘，性寒。
| 功能 | 清熱解毒、生津止渴、活血。

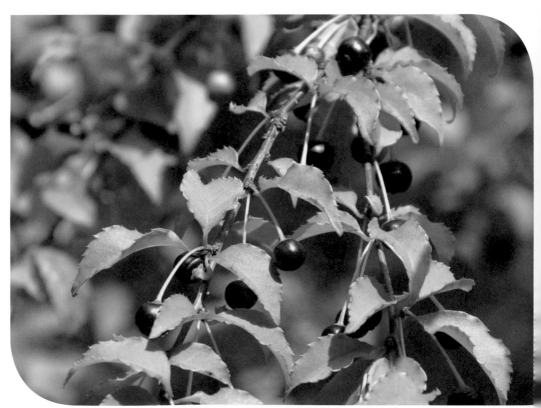

崗梅為臺灣客家常用民間藥草，以生津止渴為主。

| 驗方 |

(1) 治牙齦腫痛：萬點金、栀子根、豨薟草、雙面刺、紅骨蛇、南風草（咸豐草），以上諸藥各適量，水煎加黑糖服用。

(2) 治失眠：萬點金、山瑞香（小花蔓澤蘭）、七層塔、豨薟草、金錢薄荷、七葉埔姜各 1 兩，仙楂、桑葉各 5 錢，水 10 碗煎至 3 碗，三餐飯後服用。

本方以降肝火為主，以達安眠效果。

說明

(3) 治感冒咳嗽、喉癢：萬點金、炮仔草、雞角刺、山瑞香、紅雞屎藤、茄苳根、（大號）一枝香各 1 兩，白花蛇舌草、白紫蘇各 5 錢，水 10 碗煎至 3 碗，三餐飯後各服用一碗。

萬點金藥材　　1cm

(4) 治心肌肥大：萬點金、一葉草、淡竹葉，以上諸藥各適量，水煎服。

(5) 小孩長高轉骨：萬點金、白馬屎、一條根、白肉穿山龍、狗脊、秤飯藤、大號牛乳埔、九層塔頭、弄樓頭（九節木），以上諸藥各適量，水煎加赤肉、少許酒服。

本方以補肝腎、行氣活血為主，以達轉骨效果。

說明

(6) 治骨刺、腰椎痠痛：萬點金、牛港刺、穿山龍，以上諸藥各適量，半酒水加豬尾椎骨燉服。

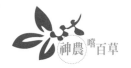
甜
珠
草

| 學名 | *Scoparia dulcis* L.
| 分類 | 玄參科 (Scrophulariaceae)
| 分布 | 臺灣全境郊野、耕地,中、南部多見。
| 別名 | 甜珠仔草、珠仔草、野甘草、假甘草、土甘草、
        甜草、冰糖草、四時茶、雞骨癀、硬骨草、滿
        天星。
| 用部 | 全草。
| 性味 | 味甘,性平。
| 功能 | 清熱利濕、疏風止咳。

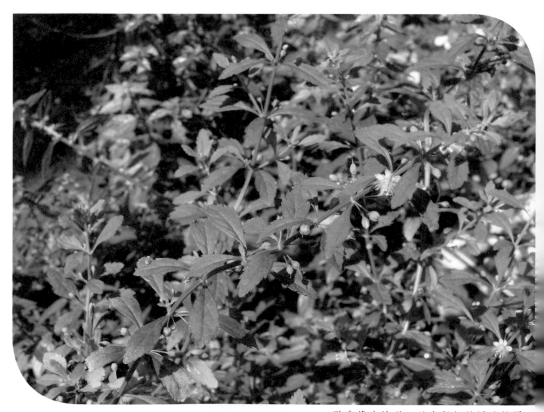

甜珠草味甘甜,具有很好的矯味效果。

| 驗方 |

(1) 治感冒、咳嗽：含殼草、一枝香、甜珠草、紅雞屎藤、大風草、茄苳根、萬點金、魚腥草，以上諸藥各適量，水煎服。

(2) 治高熱或兼咳嗽者：甜珠草、一枝香、蚊仔煙各 40 公克，水煎服。

(3) 治肺炎、咳嗽、尿酸，兼肝指數高：蒲公英、清明草、大風草、一枝香、桑葉、紅雞屎藤、黃水茄、甜珠草、紅乳仔草、腰子草，以上諸藥各適量，水煎服。

(4) 治眼炎：甜珠草 40 公克，羊角豆根、番姜仔頭各 20 公克，酒水各半，燉雞肝服。

(5) 治肝炎：甜珠草約 110 公克，加蜜棗 3 個，水煎代茶飲用。

(6) 治黃疸：甜珠草 75 公克，與等量之水丁香煎服。

甜珠草藥材

1cm

(7) 治內傷、中氣不順：秤飯藤、紅骨蛇、苦林盤、白馬屎、茄苳根、過山香、一枝香、甜珠草、萬點金、大號牛乳埔，以上諸藥各適量，水煎服。

(8) 固肺經、開中氣：過山香、萬點金、一枝香、甜珠草及大返魂各 20 公克，水煎服。

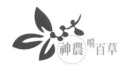

細本山葡萄

| 學名 | *Vitis thunbergii* Sieb. & Zucc.
| 分類 | 葡萄科 (Vitaceae)
| 分布 | 臺灣全境平野至山區之荒地灌叢中、林緣可見。但已被採用殆盡,現多賴栽培。
| 別名 | 小本山葡萄、小山葡萄、山葡萄、細本葡萄。
| 用部 | 根及粗莖,藥材稱「山葡萄」。
| 性味 | 味甘,性平。
| 功能 | 清熱解毒、利尿、祛風除濕。

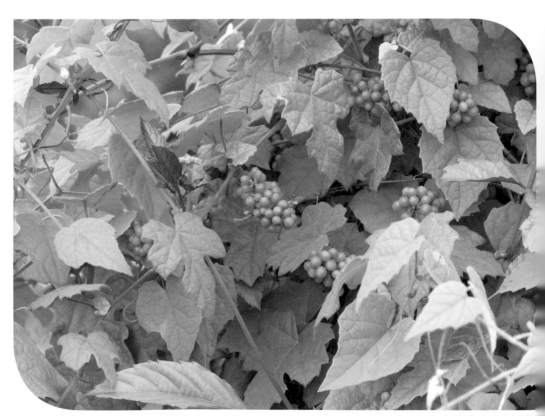

細本山葡萄現多賴栽培

│驗方│

(1) 治眼疾（肝陽上亢）：山葡萄 2 兩半，半酒水燉雞肝，飯後服。

(2) 治腰痠背痛、頭痛手麻：山葡萄、雞血藤、一條根、黃金桂、
　　鐵包金、倒地麻、大金櫻、帽仔盾、艾頭各 1 兩，走馬胎 5 錢，
　　水 13 碗煎至 3 碗，再燉尾椎骨一小時，早晚飯後、睡前服用。

(3) 治腰酸：山葡萄 1 兩半，半酒水燉排骨服。

(4) 治肝氣引起頭暈：山葡萄、雞角刺、七層塔、夏枯草、小金英、
　　白肉豆根、白龍船、帽仔盾各 1 兩，
　　枸杞、龍眼根各 5 錢，水 12 碗
　　煎至 3 碗，三餐飯後服用。

(5) 治腰痠背痛（敗腎）：山葡
　　萄、大號牛乳埔各 1 兩，
　　白刺杏、軟枝楖梧、白肉
　　穿山龍、一條根、白龍船、
　　蔡鼻草各 5 錢，清明草 3 錢，
　　第二次米泔水 10 碗煎至 2 碗，
　　燉小腸一小時，早晚各一次，飯前
　　服用。

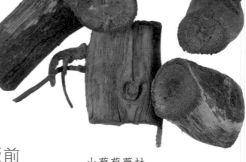

1cm

山葡萄藥材

(6) 治膝關節痛：山葡萄（根）、高粱根各 2 兩，燉土雞服用。

(7) 治赤、白帶：山葡萄、白龍船、白肉豆根各 1 兩半，水煎汁，
　　再燉豬小腸服。

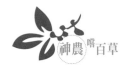

| **學名** | *Duchesnea indica* (Andr.) Focke
| **分類** | 薔薇科 (Rosaceae)
| **分布** | 臺灣廣泛自生於低海拔至高海拔平野至山麓陰涼的路旁、草地。
| **別名** | 蛇婆、蛇波、地苺、龍吐珠。
| **用部** | 全草，藥材稱「蛇波」。
| **性味** | 味甘、酸，性涼。
| **功能** | 清熱解毒、散瘀消腫、涼血止血。

蛇苺

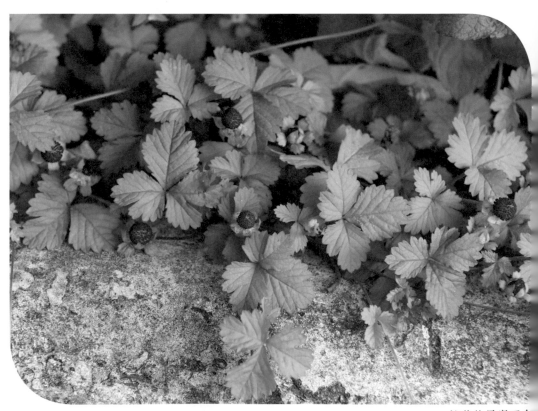

蛇苺的果實可食

| 驗方 |

(1) 治腦震盪：（新鮮）蛇波、（新鮮）金錢薄荷各 2 兩，搗汁加冬蜜服。

(2) 治頭痛：（新鮮）蛇波適量，絞汁喝。

(3) 治胃痛：樹梅根、南薑各 21 公克，李根、橄欖根、蛇波各 12 公克，水煎服；若胃酸過多，則加曼陀羅葉 2.5 公克。

(4) 治淋巴結核、高血壓：蛇波、夏枯草、大薊根各 30 公克，鼠尾癀 21 公克，野菊花 15 公克，水 8 碗煎 2 碗，分 2 次服。

(5) 治甲狀腺功能亢進：蛇波、蒲公英各 30 公克，黃藥子、珍珠母、臭茉莉各 15 公克，制香附 9 公克，水煎 2 次，早晚各服 1 次，10 日為 1 療程。

(6) 治咯血、吐血、衄血、尿血、月經過多：蛇波、白茅根各 30 公克，仙鶴草 15 公克，旱蓮草 9 公克，水 6 碗煎至 2 碗，分 2 次服用。

蛇波藥材

(7) 治夏季感冒：無頭土香、蒼耳草根各 30 公克，蛇波、觀音串各 21 公克，野菊花 12 公克，水 5 碗煎至 1 碗，第二次煎，水 3 碗半煎至半碗，兩次相混均分，早晚飯後半小時各服 1 次，服 3 日。

(8) 治風熱咳嗽、痰黃稠：魚腥草、蒲公英各 30 公克，蛇波 15 公克，桑白皮、枇杷葉各 12 克，甘草 7.5 公克，水 4 碗煎至 1 碗，第二次煎，水 3 碗半煎至半碗，兩次相混均分，早晚飯後半小時服用。

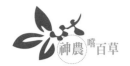
通脫木

| 學名 | *Tetrapanax papyriferus* (Hook.) K. Koch
| 分類 | 五加科 (Araliaceae)
| 分布 | 臺灣低海拔山麓至 2,000 公尺之山區。
| 別名 | 花草、通草、蓪草。
| 用部 | 莖髓，藥材稱「通草」。
| 性味 | 味甘、淡，性微寒。
| 功能 | 清熱、利尿、通乳。

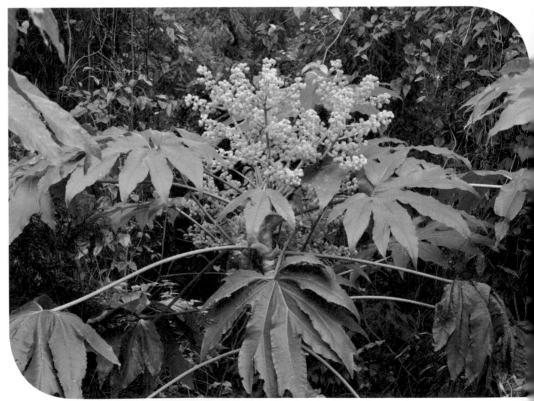

開花的通脫木

| 驗方 |

(1) 通乳、泌乳方：用於產後乳汁不
足或完全無乳，或因營養不良，
或因乳腺阻塞，常伴有乳房脹痛
等。常用方例如下：

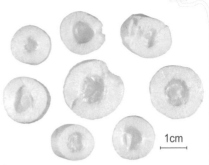

中醫師使用的「通草」
藥材是取通脫木的莖髓

● 通草、王不留行、枸杞各 3 錢，當歸、
黃耆、桂圓、黨參各 2 錢，甘草 1 錢，
紅棗 3 顆，5 碗水煮成 2 碗服。

● 當歸、白芍、白朮、天花粉各 3 錢，柴胡、
通草、漏蘆、路路通各 2 錢，甘草、青
皮各 1 錢，大火煮沸改小火。頭煎：3.5
碗水煎至 1 碗，二煎：2.5 碗水煎至 8 分，
頭煎與二煎混合，分 3 次，飯後溫服。

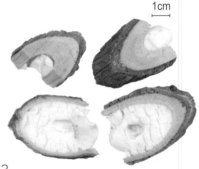

臺灣民間使用的「通草」
藥材是取通脫木的莖

● 豬蹄 2 只、通草 6 公克。煨湯，1 日分 3
次服，連服 3 日。

● 鹿角霜 40 公克，炙耆 30 公克，黨參 20 公克，王不留行、漏蘆、
穿山甲各 15 公克，通草 10 公克，水煎服，每日 1 劑。

● 當歸 3 錢、川芎 2 錢、熟地 3 錢、白芍 4 錢（以上為四物湯），
麥門冬 4 錢、天花粉 3 錢、通草 1.5 錢、路路通 3 錢、漏蘆 2 錢、
王不留行（子）3 錢、甘草 1 錢、青皮 3 錢、茯苓 3 錢，水 4
碗加公賣局米酒 1 碗，煮成 1 碗的量，每天 1 帖，1 包煮 2 次，
早晚飯後各服 1 次，連服七帖。

● 黃耆 8 錢（補氣）、當歸 2 錢（養血）、絲瓜絡 1.5 錢（通暢乳腺）、
王不留行 2 錢及通草 0.5 錢（刺激乳汁分泌）、蒲公英 1 錢（避
免乳腺阻塞）、甘草 1 錢，將藥材清洗後，加入魚或排骨燉湯，
大約服用 5 ～ 7 帖。

(2) 治內傷：軟枝棺梧、血藤、紅骨蛇、鐵釣竿、穿山龍、散血草、牛七、
通草、人字草（指丁葵草）、萬年松，以上諸藥各適量，水煎服。

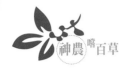

魚腥草

| **學名** | *Houttuynia cordata* Thunb.
| **分類** | 三白草科 (Saururaceae)
| **分布** | 臺灣全境低海拔山區。
| **別名** | 蕺菜、臭瘥草、魚臊草、九節蓮、手藥、狗粒米、臭敢草、岑草。
| **用部** | 全草。
| **性味** | 味辛,性微寒。
| **功能** | 清熱解毒、利尿消腫、鎮咳祛痰。

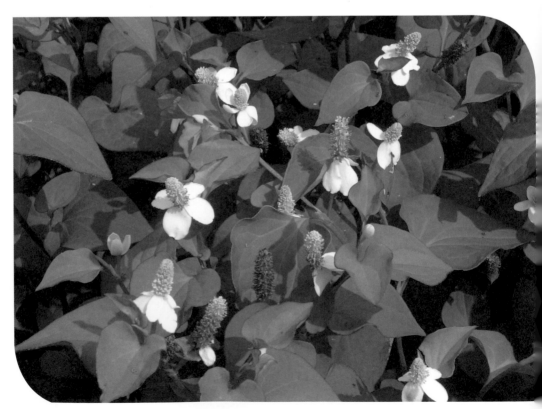

魚腥草也算是水生植物之一

(1) 治感冒、咳嗽、鼻塞：魚腥草、雞屎藤、（大號）一枝香、茄苳根、白芙蓉、麥門冬、大風草、紅乳仔草、大號牛乳埔、白龍船、蔡鼻草，以上諸藥各適量，水煎服。

(2) 治肺癰吐膿痰：魚腥草 1 兩、桔梗 5 錢、甘草 3 錢，水煎服。

(3) 治肺熱咳嗽、咯痰帶血（或急性支氣管炎、肺結核）：魚腥草、車前草各 1 兩，甘草 2 錢，水煎服。

(4) 治慢性氣管炎：蔡鼻草、艾葉、白龍船、茄苳根、一枝香、含殼仔草、山瑞香、魚腥草、大號牛乳埔，以上諸藥各適量，水加排骨燉服。

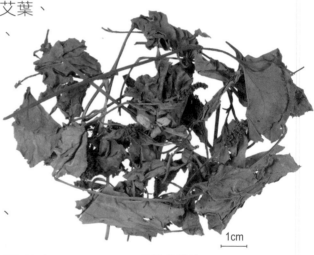

1cm

魚腥草藥材

(5) 治肺癰胸痛：魚腥草、薏苡仁各 1 兩，蘆竹 5 錢，瓜蔞、冬瓜子、桃仁、浙貝母各 3 錢，水煎服。

(6) 治久咳痰多：桑白皮、魚腥草各 1 兩，燉赤肉食用。

(7) 治坐骨神經痛、右腳痠麻，兼肺鈣化：苦林盤、紅雞屎藤、一條根、雙面刺、桑寄生、大風藤、紅骨蛇、紅刺蔥、軟枝椬梧、金櫻根、黃金桂、骨碎補、過山香、魚腥草，以上諸藥各適量，水煎服。

(8) 治肺熱咳嗽、虛弱、盜汗：魚腥草適量，燉豬肚服用。

(9) 治肺炎、咳嗽：過山香、紅乳仔草、一枝香、雞屎藤、麥門冬、含殼草、大號牛乳埔、魚腥草，以上諸藥各適量，水煎加冰糖服。

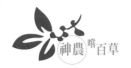

番石榴

| **學名** | *Psidium guajava* L.
| **分類** | 桃金孃科 (Myrtaceae)
| **分布** | 臺灣多以果樹栽培。
| **別名** | 那拔、拔仔、芭樂。
| **用部** | 葉子，藥材稱「芭樂葉」。
| **性味** | 味甘、澀，性平。
| **功能** | 收斂、止瀉、止血、驅蟲。

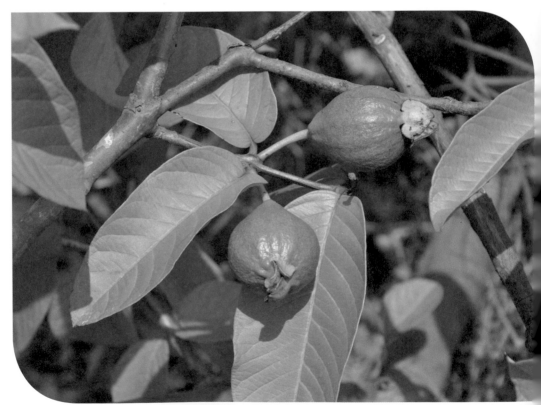

番石榴為常見的果樹

｜驗方｜

(1) 解毒抗菌芳香浴：芭樂葉 2 兩，將其切碎，包於布袋中，放入沸水中煮沸至香氣溢出，即可熄火，略悶至略溫，即可倒入浴缸中泡澡。（若加入臭川芎適量，可增強止癢藥效）

(2) 治慢性非特異性結腸炎：（新鮮）芭樂葉 50 公克，紅糖適量，水煎服，每日 1 劑。（本方能清熱利濕）

(3) 治皮膚濕疹搔癢：芭樂葉適量，煎濃汁塗洗，一日數次。

(4) 香椿茶配方：香椿葉、芭樂葉、明日葉、清明草、七葉膽，以上 5 種藥材依 3：1：2：1：2 的比例相混，乾燥打碎，每個茶包袋裝 4 公克，即可沖泡飲用。（本配方適合糖尿病患者平日保養使用）

1cm

芭樂葉藥材

(5) 治腹痛：（新鮮）芭樂葉適量，咀嚼吞汁。另方：芭樂心葉或臭頭香籽（土香）適量，約 10 碗水煮成 1 碗水，服用。

(6) 治急性胃腸炎、消化不良泄瀉：芭樂葉 15 ～ 30 公克、大米 30 公克，共炒至黃色，水煎服。

(7) 治腹瀉：芭樂葉、楓樹葉、哆哖仔各 15 公克，水煎服。

(8) 治盜汗：芭樂葉 300 ～ 500 公克，水煎去葉洗身。

(9) 治糖尿病：芭樂葉 30 ～ 50 公克，水煎，當茶飲。

(10) 治外傷出血：（新鮮）芭樂葉適量，搗爛外敷傷處。

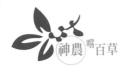

紫茉莉

| **學名** | *Mirabilis jalapa* L.
| **分類** | 紫茉莉科 (Nyctaginaceae)
| **分布** | 臺灣全境低海拔地區普遍栽植。
| **別名** | 煮飯花、夜飯花、胭脂花、指甲花、晚香花、晚粧花、七娘媽花。
| **用部** | 塊根,藥材稱「煮飯花頭」。
| **性味** | 味甘、淡,性涼。
| **功能** | 利尿解熱、活血散瘀、解毒健胃。

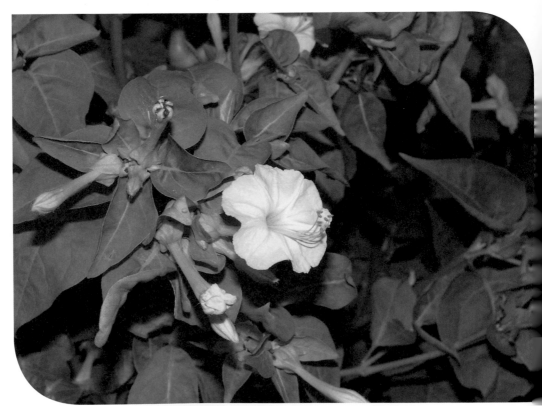

紫茉莉開花在傍晚,此時正是鄉間人家升火煮飯的時間,故俗稱「煮飯花」。

｜驗方｜

(1) 治胃潰瘍、胃出血，並預防其復發：煮飯花頭(鮮品)2～3塊，
　　切片或敲碎，並與瘦肉、米酒頭加水共燉，吃肉喝湯。

(2) 治胃潰瘍：煮飯花頭、桂花根、茄苳根、七里膽、香櫞根、
　　橄欖根，以上諸藥各適量，水加赤肉燉服。

(3) 治胃炎、咳痰：茄苳根、香櫞根、樹梅根、桂花根、煮飯花頭、
　　含殼草、魚腥草、紅雞屎藤、桑白皮、紅乳仔草，以上諸藥
　　各適量，水煎服。

(4) 治肛門靜脈曲張、瘻管：
　　煮飯花頭、金銀花、含
　　羞草、蒲公英、鳳尾
　　草、大丁癀，以上諸
　　藥各適量，水煎服。

(5) 治腸生瘜肉、下痢：
　　煮飯花頭、鳳尾草、含
　　殼草、大飛揚、大號牛乳埔、
　　金榭榴、半枝蓮、白花蛇舌草、山
　　防風、牛皮消，以上諸藥各適量，
　　水煎服。

1cm

煮飯花頭藥材

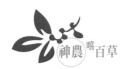

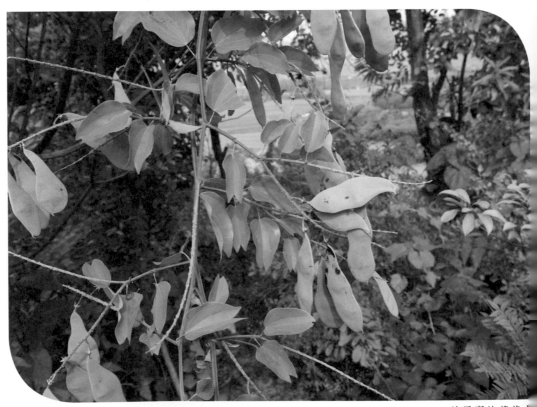

菊
花
木

| 學名 | *Bauhinia championii* (Benth.) Benth.
| 分類 | 豆科 (Leguminosae)
| 分布 | 臺灣全境中、低海拔山坡、溪邊、疏林或灌叢
　　　　向陽處。
| 別名 | 菊花藤、花藤、龍鬚藤、紅花藤。
| 用部 | 藤莖，藥材稱「菊花藤」。
| 性味 | 味苦、辛，性平。
| 功能 | 祛風、祛瘀、行氣、止痛。

結果實的菊花木

| 驗方 |

(1) 治百步蛇咬傷：菊花藤 15 ～ 30 公克，半酒水煎服。

(2) 治胃、十二指腸潰瘍：菊花藤 30 公克、兩面針 9 公克，水煎服。

(3) 治閃腰疼痛：菊花藤、九股藤、秤飯藤（頭）、忍冬藤、雞血藤各 2 兩，研末為丸服。

(4) 治跌打損傷：菊花藤 15 ～ 30 公克，水煎調酒服。

(5) 治勞傷腰痛：菊花藤 15 ～ 30 公克，蒸豬腰子吃。

(6) 促使骨質增生方：菊花藤、石菖蒲、大葉青、鉤藤、生地、五加皮、鴨掌柴（江某）、蒼耳草、海金沙、木通、水龍骨、黃耆、當歸，以上諸藥各適量，水煎服。

(7) 治老人病後體虛、風濕性關節炎、腰腿痛、胃痛、跌打、小兒疳積：菊花藤 30公克，與豬腳、老薑、米酒適量煲服。

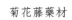

1cm

菊花藤藥材

(8) 治勞傷腰腿痛：千斤拔 50 公克，菊花藤、杜仲各 15 公克，水煎，每日 1 劑，分 3 次服。

(9) 治腰間椎盤突出或腰椎增生：菊花藤、五爪龍根（為桑科榕屬植物粗葉榕 *Ficus hirta* Vahl. 的根）各 30 公克、絡石藤、鐵包金各 20 公克，入酒適量，加豬骨、水煮，連服 5 劑。

編語

本植物的藤莖橫斷面呈菊花狀花紋，故名。

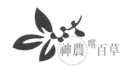
鈕
仔
茄

| **學名** | *Solanum violaceum* Ortega
| **分類** | 茄科 (Solanaceae)
| **分布** | 臺灣全境低海拔山區中。
| **別名** | 柳仔茄、刺柑仔、印度茄、南天茄、天茄子、小顛茄、紫花茄、五宅茄、金鈕頭、金吊鈕、金扣鈕、金鈕刺、刺天茄、黃水茄、苦果。
| **用部** | 全草，以根及粗莖為主。
| **性味** | 味苦，性平，有小毒。
| **功能** | 祛風、清熱、解毒、止痛。

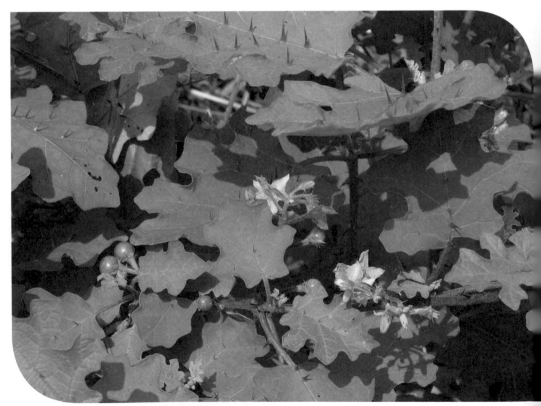

鈕仔茄全株佈滿了束

| 驗方 |

(1) 治治青春痘：鈕仔茄、官真癀、六角英、滿天星各 1 兩，五葉參 (即七葉膽)5 錢，水 15 碗小火煮 40 分鐘，當茶飲。

(2) 去眼翳：鈕仔茄 (根)75 公克，燉雞蛋服。

(3) 竄筋、散血：鈕仔茄 (全草)75 公克、穿山龍 110 公克，半酒水煎服。

(4) 治感冒風熱：鈕仔茄 (根)40 公克，酒水各半煎服。

(5) 治痔瘡：釘地蜈蚣、半枝蓮、鈕仔茄、水丁香、艾草各 2 兩，白花蛇舌草 1 兩，若身體涼者可加何首烏 2 兩，以上為 3 天份，水煎服。

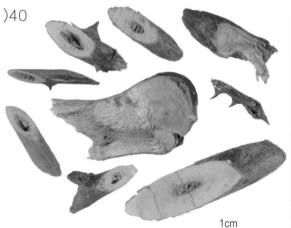

1cm

鈕仔茄藥材

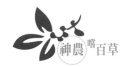

黃水茄

| **學名** | *Solanum undatum* Lam.
| **分類** | 茄科 (Solanaceae)
| **分布** | 臺灣各地庭園栽培，偶見於村落周圍野生。
| **別名** | 野茄。
| **用部** | 全草，以粗莖及根為主。
| **性味** | 味苦，性涼。
| **功能** | 清熱解毒、祛風止痛、消炎。

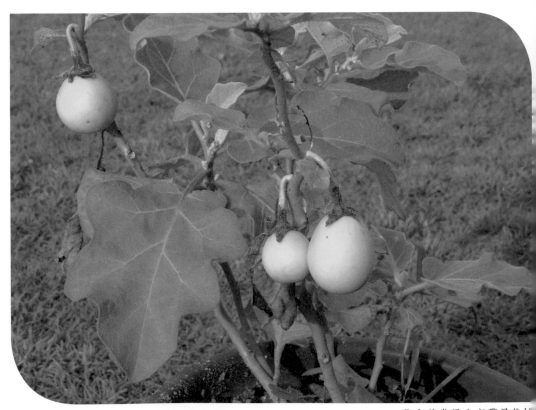

黃水茄常見人家零星栽培

| 驗方 |

(1) 治肝火上炎，退肝火：黃水茄、千層塔、官真癀、半枝蓮、鼠尾癀、石壁癀、咸豐草、六角英，以上諸藥各適量，水煎作茶飲。

(2) 治脂肪肝(俗稱肝包油)：黃水茄、五指茄、七層塔、桶交藤、白馬蜈蚣、半枝蓮、白花蛇舌草、金針根、小金英各1兩，定經草5錢，水15碗煮二小時，當茶飲。

(3) 降肝火、除口臭：黃水茄、鈕仔茄、七層塔、梔子根、咸豐草、野菰各1兩，茵陳5錢，水10碗煮熟當茶飲。

(4) C型肝炎：黃水茄、鈕仔茄、石壁癀、半邊蓮、夏枯草、桶交藤，以上諸藥各適量，水800 c.c.加金線蓮適量，煎成茶飲。

1cm

黃水茄藥材

(5) 治左肩痠痛、腰痠、腳麻：黃水茄、紅雞屎藤、雞血藤、黃金桂、鐵包金、紅三七、白馬屎、白龍船、桂花根、小號山葡萄各1兩，一條根、紅竹葉各5錢，水13碗煎至3碗，再燉排骨一小時，早晚飯前、睡前各服用一次。

(6) 治青春痘：黃水茄、七層塔、山芙蓉、雙面刺、釘地蜈蚣、含殼草、一枝香各1兩，耳鉤草、蒲公英、七葉膽各5錢，水13碗煎至3碗，三餐飯後各服一碗。

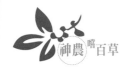
黃金桂

| 學名 | *Maclura cochinchinensisa* (Lour.) Corner
| 分類 | 桑科 (Moraceae)
| 分布 | 臺灣全境平原至海拔 1,400 公尺闊葉林內。
| 別名 | （白）刺格仔、穿破石。
| 用部 | 根及粗莖。
| 性味 | 味淡、微苦，性涼。
| 功能 | 祛風通絡、清熱除濕、解毒消腫、活血通經。

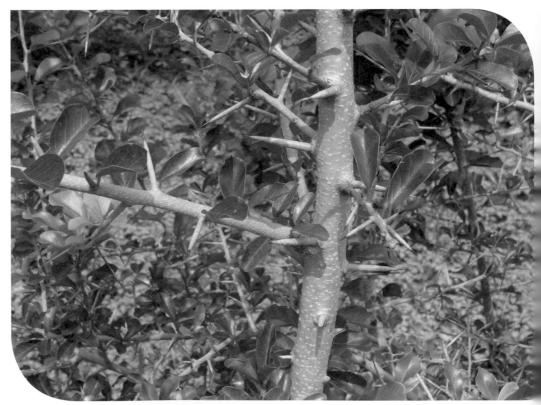

黃金桂皮孔散生，具棘刺。

(1) 治背部風痛：黃金桂、土地公拐、鐵包金、白馬屎、小本山葡萄、雞血藤各 1 兩，一條根、土煙頭、十大功勞、小鐵牛、雙面刺各 5 錢，水 12 碗煎至 3 碗，再燉尾椎骨一小時，早晚飯前、睡前服用。

(2) 治脊椎突出壓迫神經：桶交藤、黃金桂、番仔刺、冇骨消、王不留行、雙面刺、臭茄茋、桑寄生，以上諸藥各適量，半酒水燉排骨服。

(3) 治腳膝風濕關節炎、胃腸炎：大風草、紅雞屎藤、白芙蓉、紅刺蔥、九層塔、小金英、黃金桂、番仔刺、鐵包金、鳳尾草、羊角豆各 1 兩，水 13 碗煎至 3 碗，再燉豬尾椎骨，早晚飯前、睡前服用。

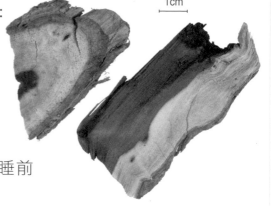

黃金桂藥材

(4) 小兒轉骨方：黃金桂、橄欖根各 25 公克，含殼仔草、萬點金各 15 公克，狗尾草、賜米草頭、紅骨九層塔頭各 30 公克，土雞肉 150 公克，以米酒水加雞肉燉爛，分 2 ～ 3 次服用。

(5) 治閃腰發炎：大號牛乳埔、黃金桂、白馬屎、雞血藤、一條根、大金櫻、白肉豆根、山葡萄各 1 兩，腰子草 5 錢，水 12 碗煎至 3 碗，再燉豬尾椎骨一小時，早晚飯前、睡前服用。

(6) 治尾椎、腰骨、膝蓋痠痛：雞血藤、一條根、小號牛乳埔、小號山葡萄、茄苳根、桑寄生、黃金桂、崗梅、穿山龍、藤紫丹各 1 兩，雙面刺 8 錢，骨碎補、牛膝各 7 錢，澤蘭、杜仲各 5 錢，水 13 碗煎至 3 碗，再加酒 1 碗燉尾椎骨或豬後腳，早晚飯後、睡前各服用一次。

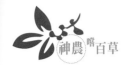

節毛鼠尾草

| 學名 | *Salvia plebeia* R. Br.
| 分類 | 唇形科 (Labiatae)
| 分布 | 臺灣全境平地、園圃或空曠地皆可發現其蹤跡。
| 別名 | 七層塔（草）、荔枝草、賴斷頭草。
| 用部 | 全草（或地上部分），藥材稱「（小本）七層塔」。
| 性味 | 味苦、辛，性涼。
| 功能 | 清熱、解毒、利尿。

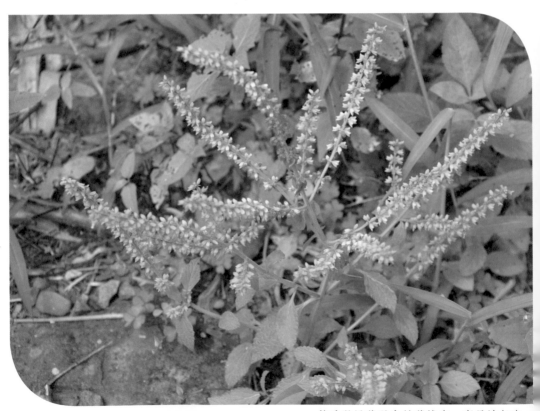

節毛鼠尾草混生於草堆中，容易被忽略。

驗方

(1) 治支氣管炎、咳嗽，兼無痰：萬點金 1 兩半，紅雞屎藤、一枝香、白花草、茄苳根、山瑞香、七層塔、夏枯草各 1 兩，龍膽草 5 錢，水 12 碗煎至 3 碗，加冰糖，早晚飯前、睡前服用。

(2) 治腎水不足：山素英、山葡萄、七層塔各適量，水煎服。

(3) 降肝火：七層塔嫩葉、細莖，煎湯內服。

(4) 治肝硬化：七層塔、白馬蜈蚣、穿心蓮、黃水茄、麻芝糊、萬點金、水丁香、桶鉤藤、石上柏、白花蛇舌草、蒲公英、含殼草，以上諸藥各適量，水煎服。
另方：含殼草、七層塔、咸豐草、白花蛇舌草、炮仔草、穿心蓮、車前草、水茄、木棉皮、石上柏、珠仔草、蒲公英、五爪金英，水煎服，喝前加點黑糖。

（小本）七層塔藥材

1cm

(5) 治肝火旺、口渴：茵陳、黃水茄、七層塔、萬點金、水丁香、一枝香、含殼草，以上諸藥各適量，水煎加黑糖服。

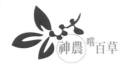

萱草

| **學名** | *Hemerocallis fulva* (L.) L.
| **分類** | 百合科 (Liliaceae)
| **分布** | 臺灣全境平野至山麓普遍作經濟食品栽培或庭園觀賞栽培，主要產地在臺東大武、太麻里及花蓮的玉里。
| **別名** | 忘憂草、金針、黃花萱草、鹿蔥、療愁。
| **用部** | 根及根莖，藥材稱「金針根」。
| **性味** | 味甘，性涼。
| **功能** | 清熱利尿、涼血止血、解熱。

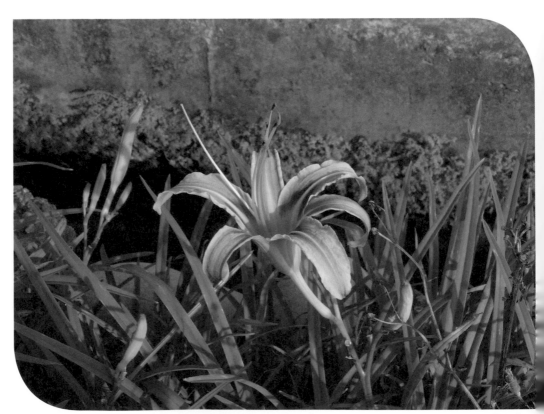

萱草常俗稱為「金針」

驗方

(1) 治脂肪肝：金針根、七層塔、黃水茄、桶鉤藤、水丁香、白花蛇舌草、小金英、五指茄各 1 兩，定經草 5 錢，水 12 碗煎至 6 碗，當茶飲。

(2) 治高血壓：金針根、（新鮮）荸薺各 1 兩，水煎，當茶飲。

(3) 治脂肪肝、血濁：白花蛇舌草、半枝蓮、黃水茄、桶鉤藤、金針根、大號七層塔、五爪金英、小金英、散血草、定經草，以上諸藥各適量，水 10 碗煎至 3 碗當茶飲，忌食雞肉、豆類、動物內臟等。

(4) 治口臭、胃酸過多、失眠、頭痛：含羞草、帽仔盾、金錢薄荷、豨薟草、七層塔、鳳尾草各 1 兩，金針根、茉莉根、草決明、清明草各 5 錢，水 12 碗煎至 3 碗，三餐飯前服用。

1cm

金針根藥材

(5) 治肝火上升：金針根、七層塔、山苦瓜根、黃水茄、桶鉤藤各 1 兩，石壁癀 5 錢，水 10 碗煮熟，當茶飲。

(6) 治肝火大兼尿起泡：金針根、黃水茄、蒲公英、紅骨蛇、桶鉤藤、苦瓜根、水丁香、腰子草、含殼草，水煎加黑糖服用。

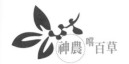

構樹

學名	*Broussonetia papyrifera* (L.) L'Hérit. ex Vent.
分類	桑科 (Moraceae)
分布	臺灣全境低海拔 1,000 公尺以下之平地至山區。
別名	鹿仔樹、穀樹、楮樹、穀漿樹。
用部	粗莖及根（或根皮），藥材稱「鹿仔樹（根）」。
性味	味甘，性微寒。
功能	清熱、活血、涼血、利濕、消渴。

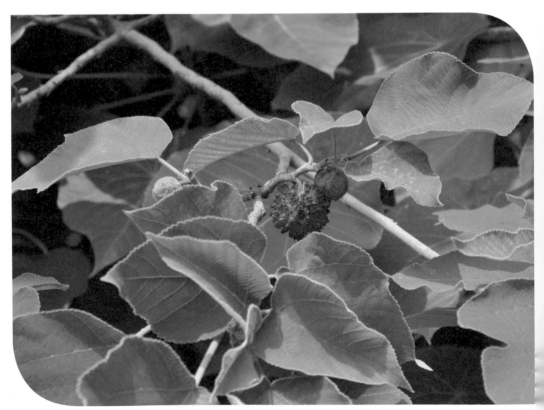

構樹雌株的果實（聚合果）成熟

| 驗方 |

(1) 治氣喘：觀音串 12 公克，鹿仔樹、破布子根及柿仔根各 8 公克，木瓜 1 個，燉冰糖服。

(2) 治肺膜積水：鹿仔樹、（高山）麻薯糊、釘地蜈蚣、生毛將軍、三腳破各 1 兩，水 8 碗煎熟後，當茶飲。

(3) 治大、小疝：鹿仔樹、龍眼根、炮仔草、含殼仔草、虱母子頭、鐵雞蛋各 40 公克，燉豬腰內肉服。

(4) 治糖尿病、腳底麻、低血壓，兼頭暈：鹿仔樹、一條根、（白肉）穿山龍、雞血藤、骨碎補、桑寄生、黃耆、桂枝、白龍船、（小號）山葡萄、腰子草、含羞草、清明草，以上諸藥各適量，水煎服。

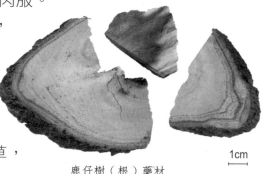

鹿仔樹（根）藥材

1cm

(5) 治肺癆：石牡丹、生毛將軍、鹿仔樹、（高山）麻薯糊、山楊桃各適量，10 碗水煎至 2 碗半，再燉排骨服。

(6) 治水腫、筋骨酸痛：鹿仔樹（根皮，又稱構樹根白皮）3 ～ 5 錢，水煎服。

(7) 治肺膿瘍：鹿仔樹 1 斤，洗淨切碎加水 4 斤，煎至 2 斤，分三次服完，此為一日量。

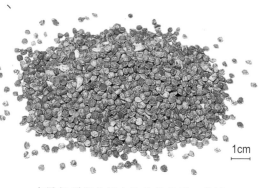

1cm

中醫師習慣使用本植物的瘦果，藥材稱「楮實」。味甘，性寒。能強壯、利尿、明目，治腰膝酸軟、陽痿、肝熱目翳、水氣浮腫、眼目昏花、骨蒸夜汗、口苦煩渴、虛勞等。

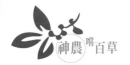

神農嚐百草

滿天星

| 學名 | *Alternanthera sessilis* (L.) R. Br.
| 分類 | 莧科 (Amaranthaceae)
| 分布 | 臺灣平地至低海拔山區濕地，生長於田畦、市街地溝渠旁、積水之低窪地等。
| 別名 | 田邊草、田烏草、紅田烏、旱蓮草、紅花蜜菜、紅骨擦鼻草、蓮子草。
| 用部 | 全草，藥材稱「紅田烏」。
| 性味 | 味苦（或微甘），性涼。
| 功能 | 清熱、利尿、解毒。

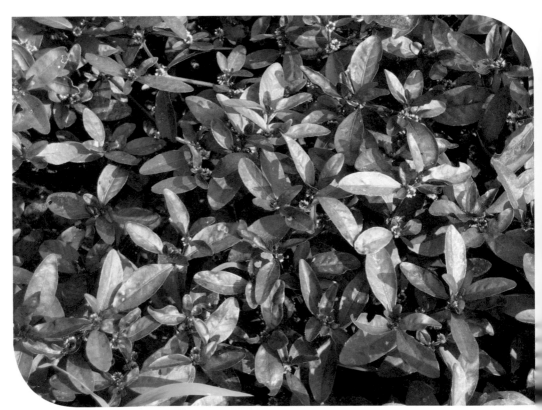

滿天星為田間常見的雜草

| 驗方 |

(1) 治子宮收縮不完全之漏血：紅田烏 30 公克，半酒水 2 碗，燉赤肉 120 公克，分二次溫服，每 4 小時服一次。

(2) 治心悸：新鮮紅田烏 (紅葉品系)480 公克，加 1 個豬心燉煮，僅喝湯。

(3) 去傷解瘀：新鮮紅田烏適量，與排骨一起燉服。

(4) 治喉嚨痛：新鮮紅田烏適量，攪成汁加蜂蜜，約服用 1 碗。

(5) 涼茶 (青草茶) 配方：鳳尾草、紅乳仔草、筆仔草、六月雪頭、黃花蜜菜、甜珠仔草、紅田烏、紅雞屎藤頭、葉下珠、含殼仔草、鼠尾癀、牛頓棕、萬點金、紫蘇頭、車前草及咸豐草等，以上諸藥各適量，水煮當茶飲。

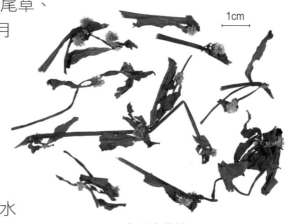

1cm

紅田烏藥材

(6) 治內傷、咳嗽：紅田烏鮮品適量，煮水 1 ～ 2 小時，飲用。

(7) 治飛蚊症：紅田烏適量，煮水喝。

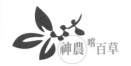

臺灣天仙果

| **學名** | *Ficus formosana* Maxim.
| **分類** | 桑科 (Moraceae)
| **分布** | 臺灣全境低、中海拔的山地疏林中或曠野、路旁、溪邊。
| **別名** | 小本牛乳埔、羊乳埔、羊奶樹。
| **用部** | 根及粗莖，藥材稱「小本牛乳埔 (或羊奶頭)」。
| **性味** | 味甘、微澀，性平。
| **功能** | 柔肝和脾、清熱利濕、補腎陽。

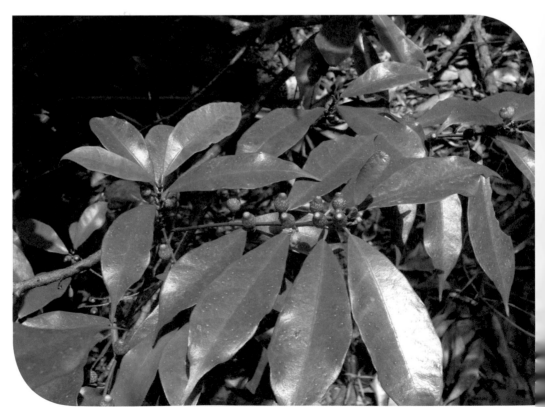

臺灣天仙果的隱頭果形似西洋梨，外皮綠色有白斑，成熟後變為紫黑色，形似羊乳頭。

(1) 壯陽方：白龍船、白肉豆根、羊奶頭、白粗糠，加米酒，和
　　排骨一起燉湯服。

(2) 轉骨方：九層塔（頭）、黑面馬、羊奶頭、益母草、狗尾草各
　　適量，水煎服。

(3) 治坐骨神經痛、更年期障礙，兼尿量小：羊奶頭、絡石藤、
　　大風藤、紅雞屎藤、眼屎膏、馬鞍藤、黃金桂、骨碎補、雞
　　血藤、馬纓丹、白芷、白龍船、枸杞根、
　　腰子草，以上諸藥各適量，水加
　　豬尾椎骨燉服。

(4) 治鼻過敏：大風草、紅乳
　　仔草、艾葉、蔡鼻草、土
　　煙頭、臭腥草、羊奶頭、
　　珠仔草（指石胡荽）、鐵馬
　　鞭各適量，半酒水煎服。

1cm

(5) 治膀胱無力：羊奶頭、荔枝根、
　　金櫻根、倒地麻、番木瓜各 40 公克，
　　水煎服。

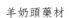
羊奶頭藥材

(6) 藥燉排骨（養生方）：桂尖 7 錢，甘杞、羊奶頭各 5 錢，通天
　　草 3 錢，當歸、川芎各 2 錢，肉桂碎 1 錢，熟地 1 小片，甘
　　草 2 片，除甘杞之外，其餘皆用過濾紙袋裝。

(7) 藥燉鰻魚（養生方）：當歸、黃耆，或另加少量桂枝（壓味）、
　　枸杞、狗尾草、羊奶頭等。

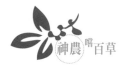

神農嚐百草

鳳尾蕨

| 學名 | *Pteris multifida* Poir.
| 分類 | 鳳尾蕨科 (Pteridaceae)
| 分布 | 臺灣全境山野石縫、路壁或矮疏林內，溪谷陰涼地。
| 別名 | 鳳尾草、井邊草、雞足草。
| 用部 | 全草，藥材稱「鳳尾草」。
| 性味 | 味苦，性微寒。
| 功能 | 清熱、利尿、涼血、解毒。

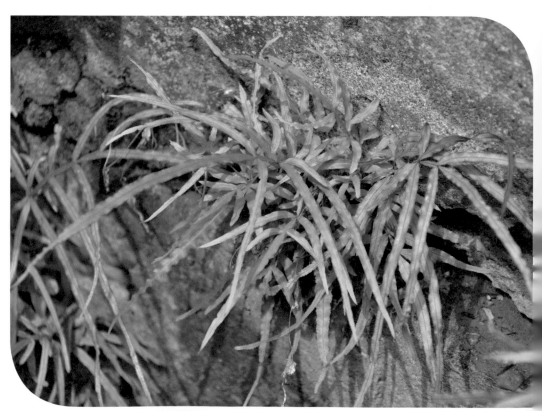

鳳尾蕨的葉叢生

(1) 治慢性盲腸炎：鳳尾草、枸杞根各 40 公克，艾頭、咸豐草頭
　　各 80 公克，加鹽少許，水煎服。

(2) 治大便有血絲：鳳尾草、紅乳仔草、含殼草、鼠尾癀、呼神翅、
　　金榭榴、紅田烏、仙鶴草，以上諸藥各適量，水 15 碗慢煎至
　　3 碗，加黑糖，一次喝少許溫服。

(3) 治大便帶黏性之赤痢：鳳尾草、乳仔草、咸豐草、白花仔草
　　及金石榴各約 20 公克，加紅糖，
　　水煎服。

(4) 治血濁、便秘、頭暈：
　　鳳尾草、接骨筒、萬
　　點金、白粗糠、賜
　　米草（頭）、菜瓜根、
　　大飛揚各 1 兩，地
　　龍、七層塔、夏枯草、
　　仙楂各 5 錢，水 12 碗煎
　　至 3 碗，三餐服用。

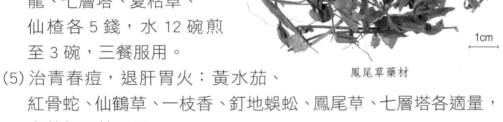

鳳尾草藥材

1cm

(5) 治青春痘，退肝胃火：黃水茄、
　　紅骨蛇、仙鶴草、一枝香、釘地蜈蚣、鳳尾草、七層塔各適量，
　　水煎加黑糖服用。

(6) 治便秘、口臭，兼皮膚癢：鳳尾草、含殼草、紅乳仔草、黃
　　水茄各適量，水煎加黑糖，用紅乳仔草煎水洗皮膚。

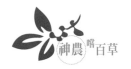

槲蕨

| 學名 | *Drynaria fortunei* (Kunze ex Mett.) J. Smith
| 分類 | 水龍骨科 (Polypodiaceae)
| 分布 | 臺灣全境低海拔，著生於樹幹上或岩壁上，有時亦見於建物的牆垣。
| 別名 | 爬岩薑、骨碎補、大飛龍、龍眼癀。
| 用部 | 根莖，藥材稱「骨碎補」。
| 性味 | 味苦，性溫。
| 功能 | 補腎強骨、活血止痛。

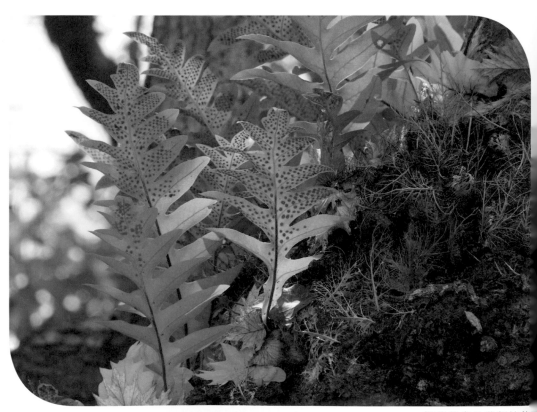

槲蕨是常見蕨類植物

| 驗方 |

(1) 治尾椎、腰骨、膝蓋痠痛：骨碎補、澤蘭、雞血藤、一條根、小號牛乳埔、（小本）山葡萄、紅骨茄冬根、牛膝、杜仲、桑寄生，以上諸藥各適量，水煎服。

(2) 治頸椎骨刺：骨碎補、風不動、雙面刺、軟枝椬梧、雞血藤、桑寄生、威靈仙、黃金桂、白粗糠、絡石藤，以上諸藥各適量，半酒水加排骨燉服。

(3) 治腰椎骨裂傷、骨刺、腳痠痛：
骨碎補、紅骨蛇、雙面刺、黃
金桂、雞血藤、白馬屎、倒
吊風、紅雞屎藤、土煙頭、
蔡鼻草、山葡萄、白龍船，
以上諸藥各適量，水煎燉排
骨。

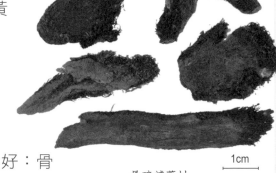

1cm

骨碎補藥材

(4) 治膝無力、尿起泡，兼胃不好：骨碎補、狗脊、大號牛乳埔、山葡萄、一條根、杜仲、血藤、牛膝、食茱萸、帽仔盾、番仔刺、白芷根、馬鞍藤，以上諸藥各適量，水煎服。

(5) 治腰椎骨、腳痠痛麻：骨碎補、白馬屎、紅川七、番仔刺、白芙蓉、風不動、大金櫻、山葡萄、軟枝椬梧、丁豎杇，以上諸藥各適量，加排骨、水、酒煎服。

(6) 治坐骨神經痛、腎虛：食茱萸、骨碎補、黃金桂、桃仔根、大金櫻、雞血藤、番仔刺、紅雞屎藤、消渴草、白芙蓉、風不動、大號牛乳埔，以上諸藥各適量，水煎服。

(7) 治糖尿病併發狹心症：白龍船 1 兩半，小號牛乳埔、小號山葡萄、白肉穿山龍、橄欖根、骨碎補、紅豬母乳、臭茄萣各 1 兩，紅豆杉、桑白皮、桑寄生各 5 錢，水 13 碗煎至 3 碗服用。

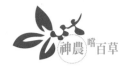

盤龍參

| 學名 | *Spiranthes sinensis* (Pers.) Ames
| 分類 | 蘭科 (Orchidaceae)
| 分布 | 臺灣全境海拔 1,000 公尺以下之平原、山坡地。
| 別名 | 綬草、清明草、春蟲、青龍纏柱、青龍柱、青龍天柱、一線香。
| 用部 | 全草，藥材稱「清明草」。
| 性味 | 味甘、淡，性平。
| 功能 | 益氣滋陰、生津退火、清熱解毒。

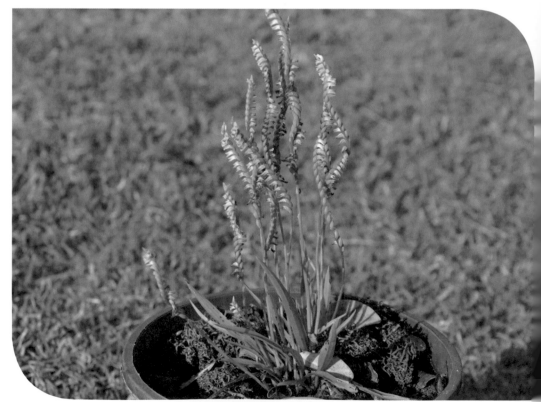

盤龍參通常在清明節前後開花，故俗稱「清明草」。

| 驗方 |

(1)固腎：清明草、大號牛乳埔、紙錢墅、山羊癀、白刺杏、小本山葡萄、一條根、乳藤、小號丁豎杇、含殼草，以上諸藥各適量，第二次米泔水煎至 3 碗，再燉豬腸食用。

(2)治頭暈、耳鳴、睡眠不良，兼眼澀：當歸、黃耆、白朮、丹參、一條根、枸杞根、仙鶴草、清明草、白馬屎、穿山龍、大號牛乳埔、小號山葡萄，以上諸藥各適量，水加排骨燉服。

(3)治心肌梗塞、心臟擴大、尿不出來：腰子草、白花草、一枝香、雞角刺各 1 兩，清明草、七星草各 5 錢，水 8 碗煎至 3 碗，加黑糖，早晚飯前、睡前服用。

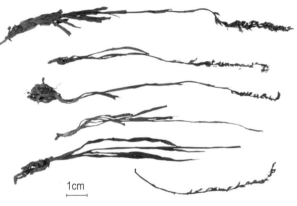

清明草藥材

(4)治骨質疏鬆：小號牛乳房、枸杞根、血藤、紙錢墅、清明草、一條根、蔡鼻草、有骨消、杜仲、軟枝榅梧、野牡丹、秤飯藤、白馬屎、白肉穿山龍、茜草、山葡萄、大風草，以上諸藥各適量，素食者可加冰糖煎服，一般燉排骨或豬尾椎骨食用。

(5)治失眠：金錢薄荷 1 兩半，雞角刺、七層塔、夏枯草、清明草、七葉埔姜各 1 兩，水 15 碗煎至 3 碗，三餐飯後服用。

(6)治神經衰弱：盤龍參 12 公克、遠志 9 公克、合歡 15 公克，水煎服。

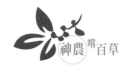
神農嚐百草

橄欖

| 學名 | *Canarium album* (Lour.) Raeusch.
| 分類 | 橄欖科 (Burseraceae)
| 分布 | 臺灣中部低海拔地區常見，有栽培。
| 別名 | 白欖、青果、綠欖。
| 用部 | 根及粗莖，藥材稱「橄欖根(簡寫成干仔根)」。
| 性味 | 味微苦，性平。
| 功能 | 利咽喉、解毒、祛風濕、舒筋絡。

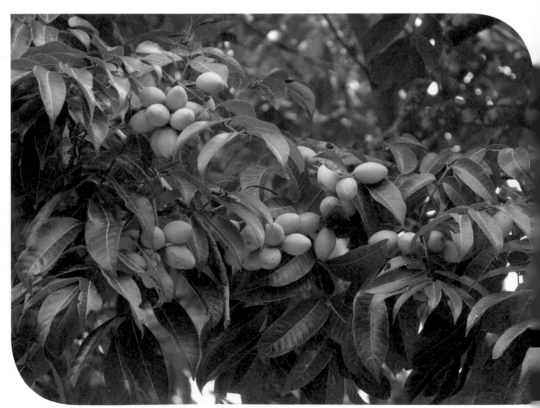

橄欖為市售(白)橄欖根之原植牷

| 驗方 |

(1) 治胃潰瘍：（白）橄欖根、桂花根、山香圓根各 1 兩，茄冬根 5 錢，羊角豆、倒吊金鐘各 3 錢，水 6 碗煎至 2 碗，再燉赤肉一小時，早晚服用。

(2) 治胃痛：樹梅根、南薑各 5 錢，李仔根、（白）橄欖根、玄乃草（牻牛兒苗，可以蛇波替用）各 3 錢，水煎服。

(3) 治尿蛋白：（白）橄欖根、黃花蓮蕉、埔鹽（片）、桂花根、佛手香圓根、大號牛乳埔、一枝香、腰子草、丁豎杇，以上諸藥各適量，水煎加赤肉燉服。

(4) 治長不高：九層塔 2 兩，狗尾草 1.5 兩，含殼草、（白）橄欖根、丁豎杇各 1 兩，榅梧頭 5 錢，紅棗數粒，燉雞吃。

橄欖根藥材

(5) 小孩開脾固胃：（白）橄欖根、大號牛乳埔、一條根、狗尾草、含殼草、陳皮，以上諸藥各適量，水煎加赤肉燉服。（男可加秤飯藤、女可加烏面馬）

(6) 治腳氣：（白）橄欖根 2～3 兩，豬腳 1 支，燉服。

1cm

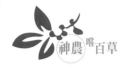
磨盤草

| 學名 | *Abutilon indicum* (L.) Sweet
| 分類 | 錦葵科 (Malvaceae)
| 分布 | 臺灣全境平原、海邊、砂地、曠野、山坡、河谷或路旁荒蕪空地。
| 別名 | 帽仔盾、磨仔盾草、冬葵子。
| 用部 | 粗莖及根，藥材稱「帽仔盾（頭）」。
| 性味 | 味辛、甘，性寒。
| 功能 | 散風清血、開竅活血、滑腸通便、利尿下乳。

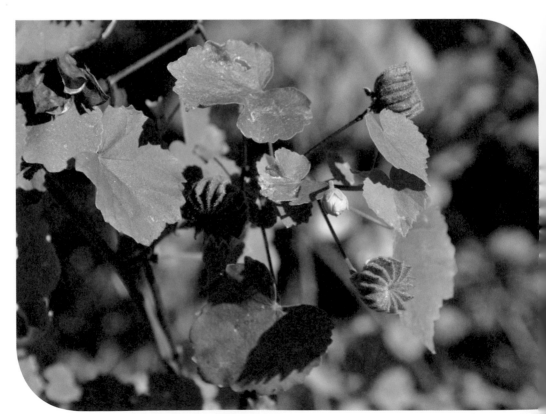

正處於花、果期的磨盤草

| 驗方 |

(1) 治耳鳴：帽仔盾頭、七葉埔姜各 1 兩，鹿角草、大丁癀、鼠尾癀各 5 錢，水 8 碗煮四十分鐘當茶飲。另方：帽仔盾頭、崗梅、鳳尾草各 1 兩，大丁癀、爵床、紅骨蛇、一枝香各 5 錢，水 10 碗煮熟當茶飲。

(2) 治腳抽筋、乾咳、神經痛 (肝膽入風邪引起)：山芙蓉 1 兩半，帽仔盾頭、土煙頭、蔡鼻草、七葉埔姜、雞血藤、七層塔、大風藤各 1 兩，小金英、夏枯草各 5 錢，水 10 碗煎至 3 碗，三餐飯後服用。

(3) 治 B 型肝炎帶原：苧麻根 (俗稱茶仔絲頭)、帽仔盾頭、桶鉤藤、石上柏、白花蛇舌草、黃蓮蕉，以上諸藥各適量，水煎服。

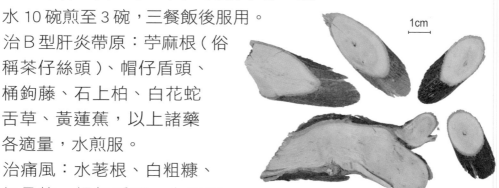

1cm

帽仔盾（頭）藥材

(4) 治痛風：水莄根、白粗糠、紅骨蛇、帽仔盾頭、白馬屎、桑寄生、白椿根、椬梧根、臭茉莉、一條根各適量，與尾冬骨水煎。

(5) 降血糖：帽仔盾頭、倒地鈴、山苦瓜根、水丁香、消渴草、腰子草、蔡鼻草、威靈仙、紅骨蛇、雙面刺、椬梧、木賊、黃精、黃金桂、萬點金各適量，加瘦肉，13 碗水熬成 4 碗。

編語

臺灣民間通常稱植物的根為「頭」，但對於木本植物，有時分的更細，根則稱「根」，而「頭」則指莖下部較粗的莖段。

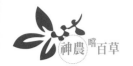

貓鬚草

| **學名** | *Orthosiphon aristatus* (Blume) Miq.
| **分類** | 唇形科 (Labiatae)
| **分布** | 臺灣各地散見人家栽培。
| **別名** | 腎茶、化石草、腰子草、尖葉化石草、小號化石草。
| **用部** | 全草，藥材稱「化石草」。
| **性味** | 味甘、淡、微苦，性涼。
| **功能** | 利尿、解熱、排石、消炎。

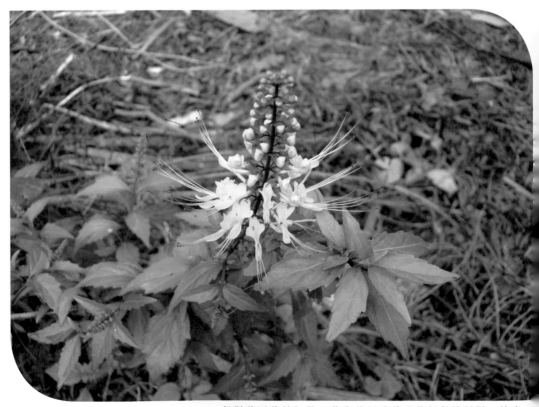

貓鬚草因花絲細長，伸出花冠外甚遠狀似貓的鬍鬚，故名。

| 驗方 |

(1) 腎結石：化石草、葉下珠、車前草、珍中毛、丁豎杇各 1 兩，化石樹、金錢草、紅竹葉、石韋、腰子草各 5 錢，水 12 碗煎至 3 碗，三餐飯後服用。

(2) 治腎結石、膀胱結石、肝炎：（新鮮）化石草 110 公克（乾品 75 公克），水煎紅糖服。另方：化石草 75 公克、化石樹（葉）15 枚，水煎紅糖服。

(3) 治膽結石：化石草、車前草、水丁香、玉米鬚、大號牛乳埔、含殼草各 1 兩，化石樹 5 錢，水 10 碗煮熟，加些冰糖當茶飲。

(4) 治高血壓：化石草 20 公克，水煎代茶飲。

(5) 治腎臟炎水腫：化石草 75 公克、四季春（指三點金草）40 公克，水煎服。

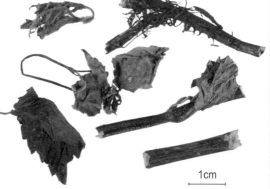

1cm

化石草藥材

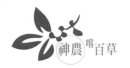

龍芽草

| **學名** | *Agrimonia pilosa* Ledeb.
| **分類** | 薔薇科 (Rosaceae)
| **分布** | 臺灣北部及中部低海拔約 1,000 公尺以下的山地、平野、路旁或草地。
| **別名** | 仙鶴草、黃龍牙、黃龍尾、牛尾草。
| **用部** | 全草，藥材稱「仙鶴草」。
| **性味** | 味苦、澀，性平。
| **功能** | 收斂止血、截瘧、止痢、解毒。

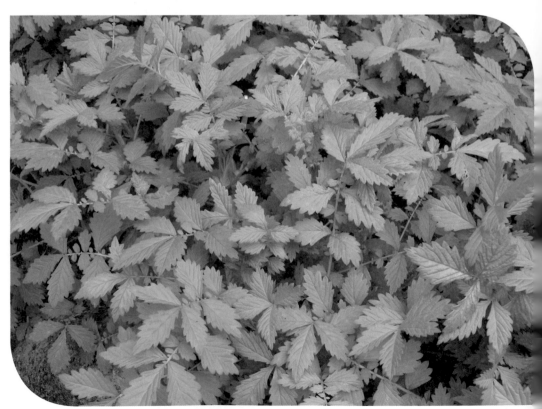

龍芽草長得很茂盛

| 驗方 |

(1) 治頭暈、耳鳴、失眠，兼眼濛：當歸、黃耆、白朮、丹參、
雞血藤、枸杞、帽仔盾、仙鶴草、白馬屎、清明草、穿山龍、
大號牛乳埔、（小號）山葡萄，以上諸藥各適量，水煎服。

(2) 治紫斑病、血小板缺少：白茅根、仙鶴草、紫草（根）、大青葉、
紅棗，以上諸藥各適量，水煎服。

(3) 治內耳半規管不平衡、眼暈：仙鶴草、帽仔盾、大號牛乳埔、
雞血藤、一條根、黃耆、當歸，以上諸藥各適量，水加排骨
燉服。

(4) 治肝硬化：大公英（指刀傷
草）、含殼草、仙鶴草、
六角英、桶鉤藤、葉下
珠、一葉草、八卦草、
清明草、夏枯草，以
上諸藥各適量，水煎
服。

1cm

仙鶴草藥材

(5) 治椎間盤突出：仙鶴草
45 ～ 60 公克，懷牛膝 15 公克，
生地黃、熟地黃各 8 公克，澤瀉
6 公克，水煎，每日分 2 次服。

(6) 治婦女陰癢：仙鶴草 60 公克、苦參 30 公克、蛇床子 10 公克、
枯礬 6 公克，每日 1 劑，煎湯外洗 2 次。

(7) 治盜汗：以仙鶴草 30 ～ 50 公克、大棗 20 公克為基本方。偏
陰虛加生地黃、麥門冬、當歸、白芍、五味子、山茱萸、女
貞子、旱蓮草等；虛火旺加知母、黃柏、玄參、地骨皮、青
蒿等；屬濕熱者，加茵陳、黃芩、梔子、龍膽草、黃連等。
水煎服，每日 1 劑。

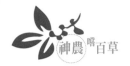

龍眼

| **學名** | *Euphoria longana* Lam.
| **分類** | 無患子科 (Sapindaceae)
| **分布** | 臺灣廣泛栽培作為果樹。
| **別名** | 益智、亞荔枝、桂圓。
| **用部** | 根及粗莖,藥材稱「龍眼根」。
| **性味** | 味微苦、澀,性平。
| **功能** | 利濕、通絡、降血糖。

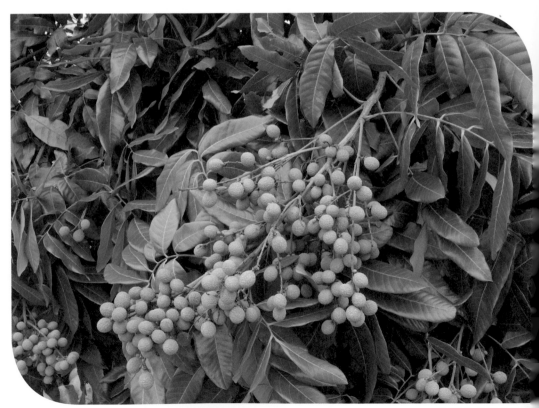

龍眼為常見的果樹

(1) 治敗腎：小號山葡萄 2 兩，白龍船、白肉豆根、龍眼根、（高山）乳藤、白花虱母子頭各 1 兩，杜仲、山羊癀各 5 錢，二次米泔水 12 碗煎至 2 碗，再燉公豬小肚，早晚空腹服用。

(2) 治小便起泡：龍眼根、水丁香、三腳桌各適量，水煎燉豬肉服。

(3) 治三叉神經痛：黃花虱母子、豨薟草、桑寄生、桑枝、一條根、黃金桂、土煙頭（蜜炙）、龍眼根、九層塔、雙面刺、大風藤，以上諸藥各適量，水煎燉排骨服，少吃雞肉。

(4) 治婦女赤白帶、下消：龍眼根、荔枝根、白石榴根、白龍船花根、白粗糠根及白肉豆根各 20 公克，燉豬小肚服。

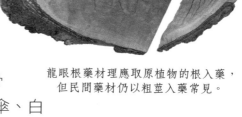

龍眼根藥材理應取原植物的根入藥，但民間藥材仍以粗莖入藥常見。

(5) 治腰椎第 4、5 椎不合，腰椎痠痛、頻尿：龍眼根、白石榴根、狗脊、黃金桂、骨碎補、一條根、鐵包金、鐵雨傘、白芙蓉、走馬胎、白肉穿山龍，以上諸藥各適量，水煎服。

(6) 治初期糖尿病：龍眼根、大號牛乳埔、山葡萄、白龍船、白肉豆根、骨碎補、構樹根、淮山、一條根、腰子草、含羞草，以上諸藥各適量，水加赤肉或排骨燉服。

(7) 治膀胱無力，左肩、腳痛：荔枝根、龍眼根、水茖根、白粗糠、大號牛乳埔、狗脊、一條根、小號山葡萄、桑寄生、黃金桂、雞血藤、丁豎杇，以上諸藥各適量，水煎服。

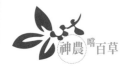

| **學名** | *Justicia procumbens* L.
| **分類** | 爵床科 (Acanthaceae)
| **分布** | 臺灣全境海岸、平野、低至中海拔山地曠野地區、路旁常見自生。
| **別名** | 鼠尾癀、鼠尾紅、鳳尾紅。
| **用部** | 全草,藥材稱「鼠尾癀」。
| **性味** | 味鹹、辛,性寒。
| **功能** | 清熱解毒、利濕消滯、活血止痛。

爵床

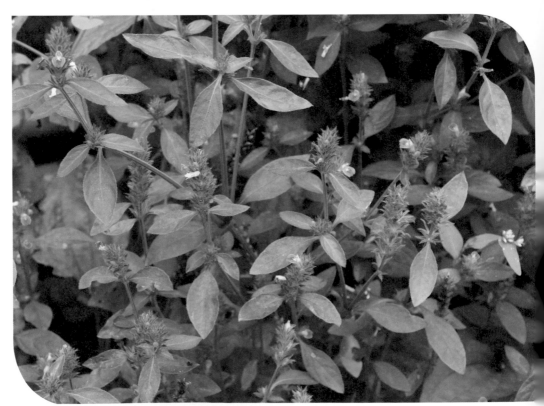

爵床因穗狀花序像鼠尾,又具消炎良效,故俗稱「鼠尾癀」。

| 驗方 |

(1) 治膽發炎：紅刺蔥、紅骨蛇、雙面刺、鼠尾癀各1兩，倒地拱(指粉防己)5錢，八角蓮3錢，水6碗煮40分鐘，加冰糖當茶飲。

說明

上述八角蓮用量為蔡和順理事長的經驗值，供讀者參考，以免誤用劑量造成中毒憾事。

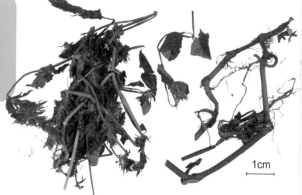

1cm

鼠尾癀藥材

(2) 治瘧疾：鼠尾癀30公克，水煎服，於瘧疾發作前3〜4小時，服下。

(3) 治腎盂腎炎：鼠尾癀12公克，地稔、鳳尾草、海金沙各15公克，水煎服。

(4) 治大便有血絲：鳳尾草、紅乳仔草、含殼草、鼠尾癀、紅田烏、呼神翅、金梯瘤、仙鶴草各適量，水15碗小火煎至4碗，當茶飲，宜溫服。

(5) 治喉痛：水丁香(心)、一枝香、鼠尾癀、遍地錦、小金英、鹽酸仔草各20公克，水煎服。

(6) 治乳糜尿：薺菜、鼠尾癀、遍地錦、黃花蜜菜各50公克，車前草、狗肝菜各30公克，水煎服。

編語

臺灣民間著名藥方「五癀湯」是由柳枝癀、虎咬癀、茶匙癀、大丁癀、鼠尾癀5種藥材所組成。

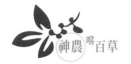

| 學名 | *Celosia cristata* L.
| 分類 | 莧科 (Amaranthaceae)
| 分布 | 臺灣各地零散作園藝觀賞栽培。
| 別名 | 白雞冠花、雞髻花、雞公花、雞角槍。
| 用部 | 花序。
| 性味 | 味甘、澀，性涼。
| 功能 | 清濕熱、止血、收澀、止帶、止痢。

雞
冠
花

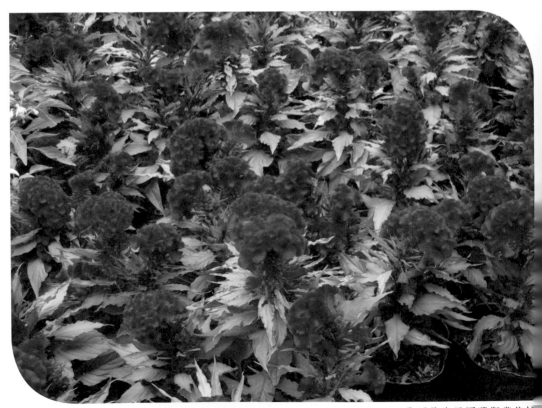

雞冠花多見園藝觀賞栽培

(1) 治尿道感染：鴨跖草 30 公克，雞冠花、萹蓄各 15 公克，水煎服。

(2) 益智寧神，令人歡樂無憂，並治體虛赤白帶下：荔枝肉、桂圓肉各 15 公克，雞冠花、萹蓄各 9 公克，大棗 6 粒，水煎代茶飲。(此方稱「雞冠花桂圓茶」)

(3) 治頻尿、腰部以下痠痛：白粗糠、白龍船、白肉豆根、鐵包金、山葡萄、弄樓頭、王不留行各 1 兩，白芙蓉、雞冠花各 5 錢，水 10 碗煎至 3 碗，再燉豬尾椎骨，早晚飯前、睡前服用。

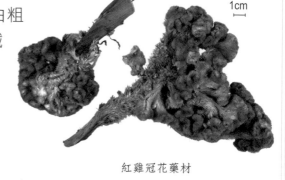

1cm

紅雞冠花藥材

(4) 解鬱，令人歡樂無憂，治陰道炎、陰道毛滴蟲症、白帶、鼻衄、吐血：雞冠花、藕節各 20 公克，大棗 5 粒，紅糖適量，水煎代茶飲。(此方稱「雞冠花藕節茶」)

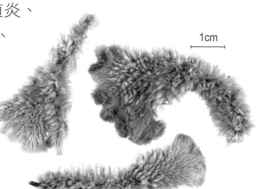

1cm

白雞冠花藥材
(原植物的花序呈白色)

(5) 雞冠花之中醫臨床應用：

● 治月經過多：配合生地、山梔子以涼血清熱；若屬脾虛氣弱，衝任不固者：配合黨參、黃耆等益氣健脾之品，以標本兼治。

● 治久痢赤白：配合石榴皮、赤石脂等，以加強止痢、止瀉之功。

● 治帶下：配合椿根皮、土茯苓、車前子、芡實。

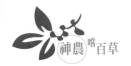
雞屎藤

| **學名** | *Paederia foetida* L.
| **分類** | 茜草科 (Rubiaceae)
| **分布** | 臺灣全境平地至低海拔郊野山地，最高可達 800 公尺處，甚為常見。
| **別名** | 五德藤、白雞屎藤、五香藤、雞矢藤、牛皮凍、解暑藤、臭藤。
| **用部** | 根及粗莖。
| **性味** | 味甘、酸、微苦，性平。
| **功能** | 鎮咳收斂、祛風活血、消食導滯、止痛解毒、除濕消腫。

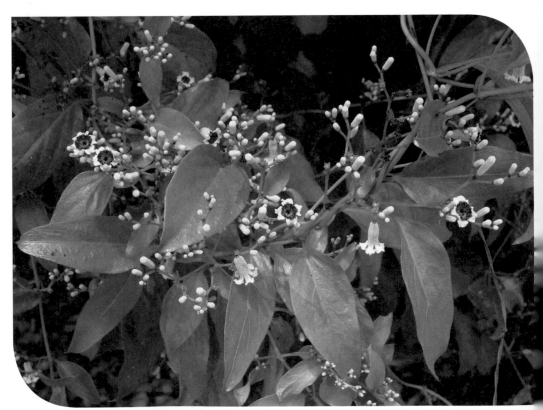

雞屎藤開花了

(1) 月內風：走馬胎、朴仔樹頭、椬梧、九層塔、雞屎藤、海芙蓉、土煙頭，以上諸藥各適量，半酒水燉雞肉，分三餐服用。

(2) 治感冒引起喉嚨痛、有痰：生毛將軍、雞屎藤、含殼仔草各適量，水煎加鹽服。

(3) 治高血壓、糖尿病：土蜜、大號牛乳埔、雞屎藤各適量，水煎服。

(4) 治膏肓及內臟痠痛、打傷，祛風：相思心、玲瓏草、雞屎藤，水煎服。

(5) 治五十肩：軟枝椬梧、雞屎藤、一條根各適量，水加豬尾椎骨燉服。

(6) 治咳嗽：尖尾峰、大風草頭及雞屎藤各 20 公克，水煎服。

(7) 治腸炎：小金英、雞屎藤、紅乳仔草、車前草、鼠尾癀、鳳尾草各 20 公克，水煎服。

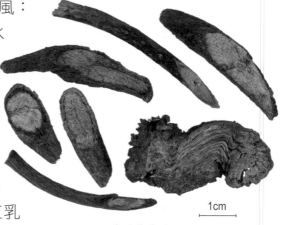

1cm

雞屎藤藥材

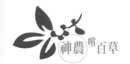

羅氏鹽膚木

| **學名** | *Rhus chinensis* Mill. var. *roxburghii* (DC.) Rehd.
| **分類** | 漆樹科 (Anacardiaceae)
| **分布** | 臺灣全境 2,000 公尺以下山麓叢林內，向陽開闊地十分常見。
| **別名** | 鹽霜柏、埔鹽、山鹽青、鹽東花。
| **用部** | 莖，藥材稱「埔鹽（片）」。
| **性味** | 味酸、鹹，性涼。
| **功能** | 清熱解毒、散瘀止血、消渴。

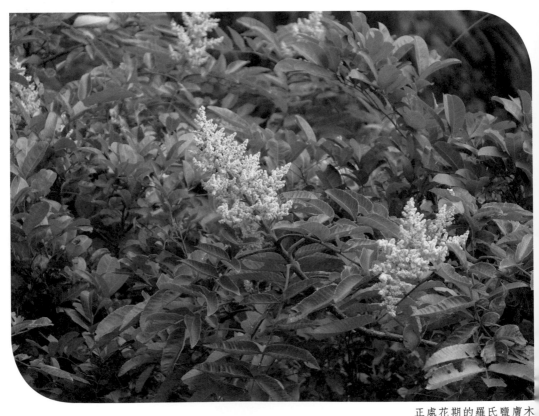

正處花期的羅氏鹽膚木

| 驗方 |

(1) 治月內風引起全身痠痛：埔鹽、一條根、（紅）公母、苦參根、黃花虱母子、倒地鈴各 5 錢，七葉埔姜、風藤、走馬胎、白紫蘇各 3 錢，水 2 碗、酒 3 碗、赤肉 4 兩，燉 90 分鐘，早晚飯前服用。

(2) 降尿酸：埔鹽、大丁癀、黃金桂、車桑子、小號山葡萄、車前草、薏仁，以上諸藥各適量，水煎服。

(3) 治高尿酸兼心血管阻塞：埔鹽、山楊桃、車前草、仙鶴草、草決明、水丁香、苦瓜根、佛手香櫞、一枝香，以上諸藥各適量，水煎加赤肉服。

埔鹽（片）藥材

(4) 治尿起泡、腎虛：埔鹽、大號牛乳埔、清明草、佛手柑、橄欖根、一枝香、崗梅、白龍船根、白肉穿山龍、白刺杏，以上諸藥各適量，水煎加赤肉服。

(5) 治糖尿病、血壓高、尿蛋白，兼眼底出血：埔鹽、佛手香櫞、橄欖根、黃蓮蕉頭、一枝香、苦瓜根、腰子草、倒地鈴、淮山、清明草、枸杞根、千里光、白馬屎、金線蓮，以上諸藥各適量，水煎服。

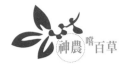

藤紫丹

| **學名** | *Tournefortia sarmentosa* Lam.
| **分類** | 紫草科 (Boraginaceae)
| **分布** | 臺灣南部近海乾燥林中。
| **別名** | 冷飯藤、清飯藤、倒爬麒麟、拍拍藤、疝草、臺灣紫丹、黑藤、黑靴藤、鐵先鋒。
| **用部** | 全草 (或僅用根及粗莖),藥材稱「倒爬麒麟」。
| **性味** | 味苦、辛,性溫。
| **功能** | 祛風、解毒、消腫,預防勞傷。

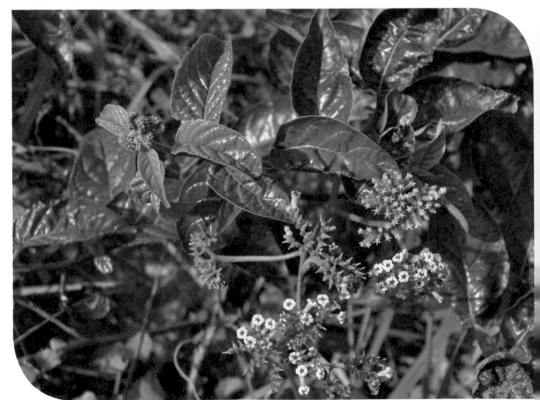

藤紫丹為藤本狀亞灌木,莖可伸長達 10 公尺以上。

| 驗方 |

(1) 治帶狀疱疹 (俗稱皮蛇)：倒爬麒麟適量，水煎作茶飲，殊效。

(2) 治孩童發育不良或風傷骨節酸痛：倒爬麒麟 120 公克，當歸、
熟地各 15 公克，白芍 12 公克，川芎 9 公克，半酒水燉雄雞角，
連服數劑。

(3) 治心臟無力或氣虛頭痛：倒爬麒麟 60 公克，水煎服。

(4) 治撞傷致內傷疼痛不止：倒爬麒麟、山澤蘭各 2 兩，水酒各
半煎服。

(5) 治顏面神經失調：倒爬麒麟 2 兩，川天麻 5 錢，丹參、忍冬
各 3 錢，甘草 1 錢半，紅花、梔
子各 1 錢，水煎服。

(6) 治風濕病之筋骨痠痛症：
倒爬麒麟 4 兩，以水 4 碗
煎存 1 碗，服之。

(7) 治閃腰、腰骨酸痛：紫莖
牛膝 120 公克、倒爬麒麟 90
公克，水煎調紅糖服食。

1cm

倒爬麒麟藥材

(8) 車禍及意外撞傷腰椎：倒爬麒麟 4
兩，水 4 碗、酒 2 碗燉 2 小時，早晚飯後各服 1 次。(本方月
經不順亦可用)

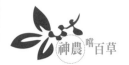

鱧腸

| **學名** | *Eclipta prostrata* L.
| **分類** | 菊科（Compositae）
| **分布** | 臺灣全境平野荒地、田畔、溝旁等地。
| **別名** | 旱蓮草、田烏仔草、墨旱蓮、墨菜。
| **用部** | 全草，藥材稱「墨旱蓮（或旱蓮草）」。
| **性味** | 味甘、酸，性涼。
| **功能** | 滋腎補肝、涼血止血、烏鬚髮、清熱解毒。

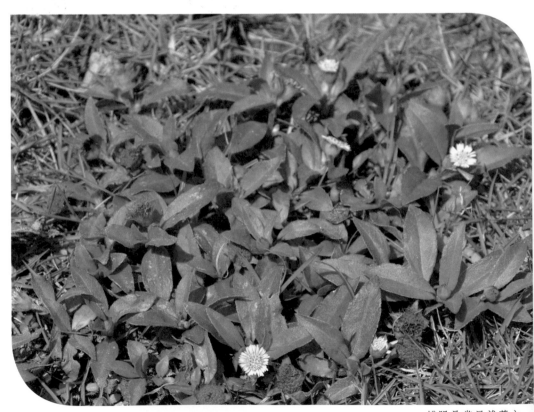

鱧腸是常見雜草之一

(1) 月經提前保健方：熟地黃 5 錢、旱蓮草 3 錢，燉赤肉食用。

(2) 二至丸：女貞子、旱蓮草各 15 公克。蜜製蒸女貞子，曬乾為末，旱蓮草熬膏，和前藥製小丸。1 次服 15 公克，1 日服 3 次，酒下；亦可水煎 2 次作 2 次服，1 日服 2 劑。其中旱蓮草是在夏至之日採集，得夏至之氣最全；女貞子是在冬至之日採集，得冬至之氣最全，共同做成藥丸，滋陰效果尤佳，故得「二至丸」之名。此方能滋補肝腎，治肝腎陰虛，症見口苦咽乾、頭暈眼花、失眠多夢、腰膝酸軟、下肢痿軟、遺精、早年髮白，脈細數等。

1cm

旱蓮草藥材

(3) 滋腎養肝，治肝腎陰虛之高血壓症：龜板 30 公克（先煎），淮山 30 公克，（懷）牛膝 15 公克，桑椹、女貞子、旱蓮草各 12 公克，蓮鬚 10 公克。氣虛者加太子參；舌光無苔加麥冬、生地；失眠者加酸棗仁、柏子仁；血虛者加首烏、黃精。

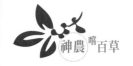

參考文獻

（一）一般圖書（依作者或編輯單位筆劃順序排列）

◎甘偉松，1964～1968，臺灣植物藥材誌（1～3輯），臺北市：中國醫藥出版社。

◎甘偉松，1991，藥用植物學，臺北市：國立中國醫藥研究所。

◎林宜信、張永勳、陳益昇、謝文全、歐潤芝等，2003，臺灣藥用植物資源名錄，臺北市：行政院衛生署中醫藥委員會。

◎邱年永、張光雄，1983～2001，原色臺灣藥用植物圖鑑（1～6冊），臺北市：南天書局有限公司。

◎國家中醫藥管理局《中華本草》編委會，1999，中華本草（1～10冊），上海：上海科學技術出版社。

◎黃世勳，2018，實用藥用植物圖鑑及驗方：易學易懂600種【第2版】，臺中市：文興印刷事業有限公司（出版）；臺灣藥用植物教育學會（發行）。

◎黃世勳、黃彥博、黃啟睿，2020，彩色藥用植物圖鑑及驗方：加強學習600種，臺中市：文興印刷事業有限公司（出版）；臺灣藥用植物教育學會（發行）。

◎臺灣植物誌第二版編輯委員會，1993～2003，臺灣植物誌第二版（1～6卷），臺北市：臺灣植物誌第二版編輯委員會。

◎鍾錠全，1997～2008，青草世界彩色圖鑑（1～3冊），臺北市：作者自行出版。

（二）研究報告（依發表時間先後次序排列）

◎甘偉松、那琦、張賢哲，1977，南投縣藥用植物資源之調查研究，私立中國醫藥學院研究年報 8：461-620。

◎甘偉松、那琦、江宗會，1978，雲林縣藥用植物資源之調查研究，私立中國醫藥學院研究年報 9：193-328。

◎甘偉松、那琦、廖江川，1979，臺中縣藥用植物資源之調查研究，私立中國醫藥學院研究年報 10：621-742。

◎甘偉松、那琦、許秀夫，1980，彰化縣藥用植物資源之調查研究，私立中國醫藥學院研究年報 11：215-346。

◎甘偉松、那琦、江雙美，1980，臺中市藥用植物資源之調查研究，私立中國醫藥學院研究年報 11：419-500。

◎甘偉松、那琦、廖勝吉，1982，屏東縣藥用植物資源之調查研究，私立中國醫藥學院研究年報 13：301-406。

◎甘偉松、那琦、胡隆傑，1984，苗栗縣藥用植物資源之調查研究，私立中國醫藥學院中國藥學研究所。

◎甘偉松、那琦、張賢哲、蔡明宗，1986，桃園縣藥用植物資源之調查研究，私立中國醫藥學院中國藥學研究所。

◎甘偉松、那琦、張賢哲、廖英娟，1987，嘉義縣藥用植物資源之調查研究，私立中國醫藥學院中國藥學研究所。

◎甘偉松、那琦、張賢哲、李志華，1987，新竹縣藥用植物資源之調查研究，私立中國醫藥學院中國藥學研究所。

◎甘偉松、那琦、張賢哲、郭長生、施純青，1988，臺南縣藥用植物資源之調查研究，私立中國醫藥學院中國藥學研究所。

◎甘偉松、那琦、張賢哲、黃泰源，1991，高雄縣藥用植物資源之調查研究，私立中國醫藥學院中國藥學研究所。

◎甘偉松、那琦、張賢哲、吳偉任，1993，臺北縣藥用植物資源之調查研究，私立中國醫藥學院中國藥學研究所。

◎甘偉松、那琦、張賢哲、謝文全、林新旺，1994，宜蘭縣藥用植物資源之調查研究，私立中國醫藥學院中國藥學研究所。

◎謝文全、謝明村、張永勳、邱年永、楊來發，1996，臺灣產中藥材資源之調查研究（四）花蓮縣藥用植物資源之調查研究，行政院衛生署中醫藥委員會八十六年度委託研究計劃成果報告。

◎謝文全、謝明村、邱年永、黃昭郎，1997，臺灣產中藥材資源之調查研究（五）臺東縣藥用植物資源之調查研究，行政院衛生署中醫藥委員會八十六年度委託研究計劃成果報告。

◎謝文全、謝明村、邱年永、林榮貴，1998，臺灣產中藥材資源之調查研究（六）澎湖縣藥用植物資源之調查研究，行政院衛生署中醫藥委員會八十七年度委託研究計劃成果報告。

◎謝文全、陳忠川、柯裕仁，1999，金門縣藥用植物資源之調查研究，私立中國醫藥學院中國藥學研究所。

◎謝文全、陳忠川、汪維建，2000，連江縣藥用植物資源之調查研究，私立中國醫藥學院中國藥學研究所。

◎謝文全、陳忠川、邱年永、廖隆德，2001，蘭嶼藥用植物資源之調查研究，私立中國醫藥學院中國藥學研究所。

◎謝文全、陳忠川、邱年永、洪杏林，2003，臺灣西北海岸藥用植物資源之調查研究，私立中國醫藥學院中國藥學研究所。

◎謝文全、張永勳、邱年永、陳銘琛，2004，臺灣東北海岸藥用植物資源之調查研究，中國醫藥大學中國藥學研究所。

◎謝文全、陳忠川、邱年永、羅福源，2004，臺灣西南海岸藥用植物資源之調查研究，中國醫藥大學中國藥學研究所。

◎謝文全、張永勳、郭昭麟、陳忠川、邱年永、陳金火，2005，臺灣東南海岸藥用植物資源之調查研究，中國醫藥大學中國藥學研究所。

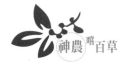

中文索引（依筆劃順序排列）

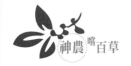

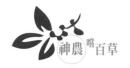

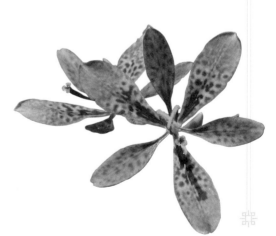

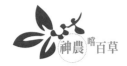

外文索引（依英文字母順序排列）

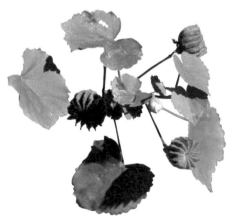

國家圖書館出版品預行編目 (CIP) 資料

臺灣常用中草藥 / 蔡和順，黃世勳，蔡惠文作 . -- 初版 . -- 臺中市：
文興印刷出版：中華中青草藥養生協會，中華藥用植物學會發行，
2020.05　面；　公分 . -- (神農嚐百草；4)
ISBN 978-986-6784-38-5(平裝)

1. 中草藥 2. 中藥材 3. 臺灣

414.3   109006046

神農嚐百草 04 (SN04)

臺灣常用中草藥
Commonly Used Chinese Herbal Medicines in Taiwan

出 版 者	文興印刷事業有限公司
地 址	407 臺中市西屯區漢口路 2 段 231 號
電 話	(04)23160278
傳 真	(04)23124123
E - m a i l	wenhsin.press@msa.hinet.net
網 址	http://www.flywings.com.tw
發 行 者	中華中青草藥養生協會
會 址	412 臺中市大里區新光路 109 號
會 務 熱 線	(0918)235882
共 同 發 行	中華藥用植物學會
會 址	407 臺中市西屯區漢口路 2 段 231 號
會 務 熱 線	(0922)629390
作 者	蔡和順、黃世勳、蔡惠文
攝 影	黃世勳
藥 材 提 供	天一青草行
藥 材 鑑 定	吳天錫、吳長興、吳長霖
發 行 人	黃文興
總 策 劃	賀曉帆、黃世杰、蔡惠娟
美 術 編 輯 封 面 設 計	銳點視覺設計 (04)22428285
總 經 銷	紅螞蟻圖書有限公司
地 址	114 臺北市內湖區舊宗路 2 段 121 巷 19 號
電 話	(02)27953656
傳 真	(02)27954100
初 版	中華民國 2020 年 5 月 8 日
定 價	新臺幣 400 元整
I S B N	ISBN 978-986-6784-38-5(平裝)

歡迎郵政劃撥　　戶　名：文興印刷事業有限公司
　　　　　　　　　　帳　號：22785595